HarperCollinsPublishers

MELT
运动疗法

改善平衡与控制，
预防慢性疼痛及损伤

〔美〕休·希茨曼 (Sue Hitzmann)　著

李思雨　喻晓荣　译

U0239636

MELT
PERFORMANCE

北京科学技术出版社

MELT PERFORMANCE: A Step-by-Step Program to Accelerate Your Fitness Goals, Improve Balance and Control, and Prevent Chronic Pain and Injuries for Life, Copyright © 2019 by Sue Hitzmann. Published by arrangement with HarperOne, an imprint of HarperCollins Publishers.

著作权合同登记号　图字：01-2023-6244

图书在版编目（CIP）数据

MELT 运动疗法 : 改善平衡与控制，预防慢性疼痛及损伤 /（美）休·希茨曼（Sue Hitzmann）著 ; 李思雨，喻晓荣译 . -- 北京 : 北京科学技术出版社，2025.1

书名原文 : Melt performance

ISBN 978-7-5714-3455-7

Ⅰ.①M… Ⅱ.①休… ②李… ③喻… Ⅲ.①疼痛 - 物理疗法 Ⅳ.① R441.1

中国国家版本馆 CIP 数据核字 (2023) 第 244675 号

策划编辑：何晓菲
责任编辑：何晓菲
责任校对：贾　荣
图文制作：北京永诚天地艺术设计有限公司
责任印制：吕　越
出 版 人：曾庆宇
出版发行：北京科学技术出版社
社　　址：北京西直门南大街 16 号
邮政编码：100035
电　　话：0086-10-66135495（总编室）　0086-10-66113227（发行部）
网　　址：www.bkydw.cn
印　　刷：北京华联印刷有限公司
开　　本：710 mm × 1000 mm　1/16
字　　数：240 千字
印　　张：17.25
版　　次：2025 年 1 月第 1 版
印　　次：2025 年 1 月第 1 次印刷
ISBN 978-7-5714-3455-7

定　　价：89.00 元

献给 Leon Chaitow，
感谢你教会了我打破常规去思考的重要性。

序

　　我非常有幸得到休·希茨曼（Sue Hitzmann）的邀请，为本书写序。休不仅是一位高产的作家，也是一名运动生理学家，她善于思考，创造性地提出了结缔组织和神经组织训练技术，并一直努力地将其融入健身行业。在生活中，我们会注意到，身体在反复经历同一事件时，会将对这一事件的反应"记录"下来，但神经系统鲜少能记录这些反应。当损伤等情况发生时，身体记录下的反应可以在短时间内起到极其重要的作用，但不具备长期有效性。身体就像一支管弦乐队，各个部位彼此关联，当其中一个部位"跑调"，其余成员就要进行弥补和代偿。这种辅助性代偿是为了在当下寻求最佳的平衡。然而，当损伤愈合后仍长期处于神经性代偿状态就会出现各种问题。休提出的神经力量训练疗法有助于解决这一问题。大脑地图（brain maps）的变化会引发代偿，使脊柱和骨盆稳定性下降，运动控制能力下降，而神经力量训练可以通过辨认结缔组织的联系、功能和结构，对这种变异的大脑地图进行评估和治疗。结缔组织网络增厚、有结节或滞涩会导致动作笨拙及沉重。这种变化从对身体的保护（尤其是对损伤部位）开始，最终会导致全身的动作流畅性下降。在演讲或写作中，最难的部分就是将复杂的论题简单化，而本书做到了。本书既适合新手，也适用于训练经验丰富的人。休在本书中提供了便于使用的"导图"，用于客观评估个人的强项和弱项，以便制订方案，寻求长期持久的改变。

　　这个疗法和其背后的思想给我留下了深刻的印象。与休有关的文章、采访以及这本畅销书，让我对她的了解如同碎片慢慢聚集成一个整体。疼痛缓解、生物力学，以及从感觉运动系统到心理学、力量训练、竞技运动都完美地融为一体——本书提供了全身的一站式整合训练计划。如休这般善于思考者将毕生奉献于对自己所钻研课题的探索与研究上，这也是他们的著作的灵感来源。休尽可能谦虚地对待她所写的主题，并尽可能减少先入为主的观点。她的想法来自观察，因此休最终得到的是行之有效的方法：一个符合人体规律的、灵活的、系统的、非教条的体系。正如爱因斯坦所说："尽可能简单，而不是仅仅简单。"

我经常沉醉于一些善于思考者的作品——我不仅可以学习知识，而且还可以学习如何思考，如何更好地生存和生活。我相信你会和我一样，在阅读本书时感觉到一股强大的驱动力，你会想要拥有更健康的身体，成为更好的自己。

有人说我们应该向那些"经历过并成功"的人学习，我认为我们更应该向那些"经历过，成功过，并继续坚持"的人学习。在健身领域中，休不论是能力还是经验都是同行中的佼佼者。她做过很多尝试并不断改进，她比周围人有着更多"尤里卡"（Eureka，希腊语"我知道了！有了！"阿基米德发现王冠所含的纯金量时的欢呼——译者注）时刻。在健身这个发展迅速的领域中，我们要紧跟那些走在最前沿的人——像休·希茨曼这样的人。

在本书中，休告诉了我们如何减少损伤和疼痛，以达到最佳的运动表现水平。她明确提出，想要达到最佳的健康状态，就需要持续的主动保健，而不是被动康复。我希望本书能改变你对保健的看法。无论是普通人还是专业人士，都应该积极对抗生活中的压力和损伤。遵循休的锻炼方法，我们可以提升自己的生活质量并快速得到积极的效果。

埃里克·多尔顿博士

Freedom From Pain Institute（摆脱疼痛研究所）创始人

Dynamic Body: Exploring Form, Expanding Function 的作者

引言

不止是健身

你是否一直以来都致力找到一种健康的、积极的生活方式，但关节疼痛、肌腱或韧带拉伤，以及肌肉疼痛让你越来越难以实现你的健身目标？

你是否是一个努力想要在你的运动领域达到顶峰的运动员，却被反复的损伤拖住脚步？

你是否想要积极生活、规律锻炼，而不用担心肌肉和关节受损？

MELT*疗法或许适合你。MELT 疗法是一种方法，基于最前沿的科学研究，可以最大化地帮助你完成健身目标。对寻求最佳运动表现的人来说，它能帮助人们提高平衡和控制能力，长期地减少损伤和反复疼痛的风险。

MELT 疗法补充了身体能量从内向外转化的过程中缺失的一环。我将提供一把非常重要但被忽略的"钥匙"，它能打开保持运动能力和最大化运动效果的大门。这把钥匙就是神经稳定性——我称之为神经力量。

稳定性是可以通过规律运动和训练提升的。应力性损伤、慢性关节疼痛或肌肉疼痛使人们无法保持原有的积极的生活方式。因为锻炼受到损伤的患者见到我时经常会说："我做的都是平时的动作！"为什么你可以在几年间练习同样的投掷动作、同样的摆动动作、同样的下犬式动作，或是同样的单脚尖旋转，

---

*MELT，为 myofascial energetic length technique 的缩写，原意为肌筋膜能量长度技术，作者将这一技术不断发展改进，形成了现在的 MELT，即重新训练大脑，创造身体的神经稳定性，预防慢性疼痛及损伤的发生。

但是突然间，这些动作成了你背痛和膝关节疼痛的原因？你不明白为何已经熟练掌握的这些动作，并已经做过成百上千次，会在最后一次引起了疼痛？

有一个鲜为人知的问题影响着这些我们付出时间和努力想做到的事情——保持身材、规律锻炼，或是达到最佳的运动表现。无论你是运动员，还是拥有积极的生活方式的人，你都可以通过跑步、骑车、练反手击球、做循环训练等方式提升运动表现。当你达到了自己的目标，你会更加努力地训练，设定更高的目标。

通过重复运动来改善动作也有负面影响。无论是运动员还是只在周末锻炼的人，80% 的骨科损伤来自重复性动作产生的应力，而非意外损伤。即使是专业运动员——有着高昂的赞助费、可以接触到最好的治疗师、有最好的技术指导和补给——也仍然随时面临损伤。对一种运动进行持续训练后会形成运动模式。想象一下你最喜欢的那条牛仔裤，在穿了几百次后，随着牛仔布料失去弹性，它会变形而变得不再合身。重复性动作会导致局部结缔组织长时间承受反复的张力和压力，造成整体性不稳定，而这会导致你的身体开始代偿。

所以尽管更多的锻炼会减少与肥胖相关的疾病的发生概率，但锻炼相关的损伤或许会抵消掉积极的生活方式的正面作用。在所有健身人群中，一半以上的人有应力性损伤——肌肉拉伤、韧带扭伤，以及肌腱撕裂造成的关节损伤。对运动员来说，他们更容易在训练期间受伤，而非在比赛中。

为什么会这样呢？为什么会有 80% 这么高的数字？因为目前的训练模式，无论是针对业余人员还是专业运动员，都没有跟上 MELT 疗法前沿理论。这并不是说教练、运动员和物理治疗师不称职，他们清楚自己在做什么。MELT 疗法是一种新型的运动方式，即重新训练大脑，创造身体的神经稳定性，预防损伤的发生。

心理因素尤其是压力，是先于损伤的重要一环。心理因素在损伤康复中起到至关重要的作用，在运动员或健身人群回归正常运动的过程中起到决定成败的作用。我可以立即通过运动员在打网球或挥动球拍时的动作判断他们的骨盆和肩关节是否存在不平衡或缺乏稳定性。这些运动员强壮且专业，但他们可能缺少 MELT 疗法所强调的那种稳定性。在几十年的手法治疗实践中，我既可以看到这些失衡，也可以预言运动员的神经稳定性若是未能重建会遭受哪些损伤。问题是，很少有人会想到踝关节扭伤的原因是髋关节不稳定——这不仅是特定运动训练造成的，还是日常生活中重复的姿势和动作造成的。

无论你多么强壮或训练多么刻苦，重复练习同一个动作都未必能使你达到最佳的运动表现。你的身体习惯了你所做的动作，并且创造了代偿模式以保存能量和精力——直到它再也无法继续代偿。当你起立时，背部不知为何如此酸痛，或是在一天结束时，你感到精疲力竭，或者当你健身时你总是受伤，这些都表明代偿模式出现了问题。

重复练习某个不恰当的动作，不仅会提高受伤的风险，还会阻碍你做出最佳的表现。我并不是在要求你停止训练或健身；相反，我想要与你分享我的方法，它十分简单，并能帮助你建立有竞争力的、终身的优势。

我们已经无数次被告知，保持我们身体稳定和直立的是我们的肌肉力量和骨骼的排列。仅依靠正确的饮食以及训练保持肌肉强壮，并提高我们的骨骼密度，我们就会保持强健且能量平衡吗？很明显这是不可能的。

我们坚信达到最佳表现的关键是肌肉力量。然而，随着我们的训练，重复性训练虽然可以提升功能性运动技巧，但积累的压力也会导致异常的运动模式，进而引发代偿模式。代偿模式这一术语由 J.Gordon Zink 博士提出，主要描述了身体运动异常的常见模式。神经肌筋膜骨骼单元和测量功能障碍复发模式是我数十年来临床研究的方向。我可以告诉你的是，无论多么强壮，重复性训练造成的代偿模式都会使关节失去稳定性，干扰整体肌肉启动时序——而人们甚至不知道代偿正在发生。我们总是在损伤发生后才意识到可能存在某些问题，即便如此，许多治疗师仍旧关注损伤本身而不是造成不稳定的原因。我将展示这种不稳定的情况以及它对你的身体的影响，帮助你辨别身体中的代偿模式并改善它。

无论你是专业运动员、健身人士，还是只遛狗、散步的普通人群，你需要理解，锻炼不一定会提升稳定性。当身强体健并拥有健康的生活方式时，你或许认定你的身体是稳定的，但长期进行重复性训练后，关节的稳定性和骨骼排列就会受到影响。

身体失稳并不是说我们不能活动；我们只是不能精确地进行"理想的"活动。例如，一个人整天坐在办公桌前盯着电脑屏幕，用右手使用鼠标的同时右腿交叠放在左腿上，或者左脚总是踩在椅子上而不是地板上。这会导致右髋外侧处于更高的张力下，而左脚和左腿则承担了更多的重量和压力。因此起立时，骨盆仍然处于坐位时的扭转状态下，这会造成下背部和骨盆的稳定性发生适应性改变。此时这个人还是可以走路、可以活动，但背部却总是疼痛。

代偿是低效且耗费体力的。通常，当运动员感觉筋疲力尽时，他们会强迫自己更努力地训练，因为他们被告知越努力训练就会越强壮。但是这样做只会让他们更疲惫。越是消耗自己的身体，就越会让自己感觉疲惫且更容易受伤，因为你的基础不稳定，而你并不知道如何去修复它。我们通常无法意识到，随着压力积聚，我们的身体会进行代偿让我们得以继续活动。

有一个至关重要的系统支持、保护和稳定着我们的身体——筋膜系统。身体功能所需的每一个器官、肌肉、肌腱、韧带、神经、细胞和分子都存在于这个三维的、全身性稳定系统中。筋膜无处不在；它是一个网状的组织，由细胞、胶质和纤维组织构成，连接所有结构，并形成我们的身体形态。在微观下，筋膜的胶原纤维看起来就像一张液态的蜘蛛网。然而，日常的不良姿势和重复性动作导致的损伤和疾病会使这个组织看起来更像蜘蛛丝，黏滞且无法让各种结构表面自如地滑动，诸如神经、肌肉和肌腱。

近来的研究表明，胶原（collagen）就像一个超级指挥官。筋膜遍及全身的连续性使其能充当全身的力学感受信号系统，并在本体感觉中扮演重要角色。身体向大脑传递信息的方式有两种：一种是通过感觉纤维，速度在 2~100 m/s，另一种是通过筋膜中的力学震动，速度相当于声音在人体中的传播速度——1500 m/s，远快于神经冲动的传递。目前的技术已经允许我们测量结缔组织基质的生物电病理生理调节情况。刺激传递到蜘蛛网一样的基质中的某一个区域，会在整个蜘蛛网中产生连锁反应，这有时会得到好的结果，而有时会得到坏的。没有了筋膜的滑动，运动产生的炎症和激惹是不可避免的，细胞间的交流也会减少。结缔组织的作用包括稳定关节、为肌肉提供支持，它可以使我们的活动变得更高效。重复性的动作和姿势给结缔组织造成了过多的张力和压力，使它失去了支撑性和灵活性。我们重复一个动作或姿势的次数越多，对结缔组织的挑战就越大。这是造成肌肉无力和疼痛以及表现下降的关键因素，还会造成一系列的身体功能异常和情绪问题。

换句话说，无论是练习高尔夫球几小时还是坐在办公桌前一整天，重复性动作都会缓慢地造成结缔组织的适应性改变。当结缔组织发生适应性改变时，它会在细胞水平上丢失水分或失去水合功能（水分是结缔组织为身体提供灵活性和稳定性的基础）。我使用"黏性压力"描述结缔组织适应性改变的程度。就像河中的泥沙，这种脱水和易变会慢慢积累，当达到一定程度时，就会出现功能障碍大爆发，并无法简单地通过饮食或锻炼来改善。

黏性压力会影响神经稳定性和控制系统。当神经稳定性降低时，代偿就开始了。这就是为什么很多人——即使是那些体型良好的人——规律锻炼、健康饮食却仍患有关节疼痛、慢性疾病和精力不足。我们将之归罪于老化，但实际上它们是由积累的黏性压力造成的。稳定性是保证身体不受伤和达到最佳运动表现的保障。

作为一位临床工作者，我经常可以见到筋膜失衡造成的重复性模式——一种被忽略的失稳、失衡、姿势不佳和运动时序不良。安德鲁·泰勒·史迪尔（Andrew Taylor Still），整骨医学的创始人，曾经说过，"在所有疾病中，筋膜是寻找疾病起因和代偿的起点。"骨骼、肌肉、神经和器官都发育于筋膜中（胚胎时期），并被筋膜覆盖，因此一旦了解了筋膜是人体最庞大的支撑结构，筋膜与运动的固有联系就很明显了。

例如，一个棒球投球手总是用同一条腿发力、朝同一方向旋转，用同一侧手臂发球。这种重复性动作就会造成筋膜的适应性改变，投球手会变得越来越擅长这个投球的动作。但是这种筋膜的适应性改变也会使一些肌肉更紧张并过度有力，而另一些肌肉则被拉长和抑制。投球手的常见损伤部位为前臂韧带（尺侧副韧带），经常要通过被称作汤米·约翰的手术治疗。投球手们没有意识到，当他们越来越擅长精确的投球时，他们上身和下身的不稳定以及筋膜的适应性改变会使他们的身体和手肘过度扭曲，最终导致损伤并不得不进行手术。没有一条韧带会无缘无故被撕裂。累积的、重复的投球动作长期向组织的支撑潜力和弹性性能施压，直到它们再也无法正常工作。此时，投球手就会受伤，严重者可能再也无法投球了——即使可以也绝不可能恢复到手术前的水平。随之而来的心理创伤也会引发其他问题。

我的第一本书 The MELT Method（繁体中文版已出版，书名为《风靡全美的 MELT 零疼痛自疗法》）介绍了为结缔组织重新注入水分和使神经系统恢复平衡的技术，以消除黏性压力和提升全身效率。那本书帮助了成百上千的人们摆脱慢性疼痛。在那本书中提到的基础疗法为我们运用本书做了铺垫。本书又进一步介绍了如何更好地重获神经稳定性，改善身体基础，摆脱疼痛，在各项体育运动中达到最佳表现，并将负面影响降至最低。

重塑稳定性并不难，只要你知道怎么做。本书包含了重塑稳定性所需的知识。它可以帮助你摆脱疼痛、提高生活质量。

本书会帮助你提高神经稳定性，使你可以更轻松地训练。虽然这些动作看起来相当简单，但你会惊讶地发现你实际的控制力和稳定性有多弱，以及在不知不觉中有多少代偿。

神经稳定性对于运动表现至关重要。没有它，健身和锻炼就只是在强化现有的失稳和代偿——身体变得更强壮但更加不稳定。你的身体只会更加善于处理不稳定，直到疼痛和损伤把你放倒，你就会失去所有短期内取得的成果。

本书会帮你打破这个恶性循环。它不仅能够教会你如何消除不必要的肌肉代偿以及保护关节，而且能够使你达到最佳运动表现，使你能够完成更高的目标。它将使你掌握受益终身的活动秘诀，让你无论何时都可以继续做你想做的事。

本书教授的并不是一种锻炼方式。它不能取代现有的训练；它只是为已经取得的效果增益。它可以在许多训练、饮食或药物达不到的方面发挥作用。它是一个"游戏补丁"，更是一个"生活补丁"。

这样的练习平均每天只需要花费几分钟时间。我还创造了一个训练—比赛日 MELT 导图，方便你找到最适合自己的特定需求的动作序列（详见第 11 章）。比赛日的训练时间有限，所以只需在清晨或是赛前 1 小时花上 10~15 分钟时间为筋膜重新注入水分，并增强其支撑性。训练日的 MELT 导图可以加强肩关节和髋关节的稳定性，并建立高效的核心控制。这些训练导图应先于特定运动日常训练；如果在康复阶段使用，它们有助于预防运动中的常见损伤。它们将占用你 15~30 分钟的训练时间——但只要坚持 1 周至少练习 1 次就足以感受到成效。

针对特定的关节损伤，我从 MELT 导图中选出了一些恢复该关节功能和缓解其疼痛的最佳动作。这一套训练适用于在一天结束时做，这样在第二天清晨醒来时，关节就不会累积过多的压力，并能够以充沛的精力开始新的一天。最后，针对日常生活中存在的不良姿势和重复性动作，我创造了一套生活方式导图，推荐你在坐了一天车或飞机后使用。

无论你是世界级的运动员还是周末健身者，MELT 疗法都能更好地为你助力。我所说的"运动员"其实指的是你的内在精神或内在勇气。一个人为一项运动技能规律地训练，从而获得力量、敏捷性或耐力，绝对可称作是运动员。但即便是运动员，他 / 她也有运动之外的生活。

在健身行业工作了近 30 年后，我发现运动员的观念往往比他或她的运动天赋更重要。一个运动员，为了运动不仅要塑造身体，更要塑造精神。塑造年轻运动员的积极特质和生活技能可以为他们带来超越体育运动本身的益处，而这些在基础运动指导和训练中往往是缺失的。无论你是职业运动员还是健身和运动爱好者，我都想帮助你将那些最重要的情感技能重新融入日常生活中。如果我在还是青少年运动员的时候就知道自己现在所知道的一切，那么我就能充分发挥自己的潜力，使自己免于受伤。

本书将帮助你提高平衡力、控制力和敏捷性；预防慢性疼痛和损伤；唤醒你的大脑；改善循环、睡眠，延长寿命和提升整体的适应能力；以及消除可能使你无法发挥自己真正潜能的经年累积的情绪压抑和不良习惯。

如果你想拥有健康长寿、活跃、无痛的生活，那么 MELT 疗法会是你的理想选择。它将在未来几年内改变你的身体状态和运动效果。

▶ MELT 的前篇——MELT 疗法的形成

我承认，我是一个十足的科学迷，而且我热衷于和其他人分享科学知识。但是人体生物力学和生理学很复杂。我的目标是帮助患者解决慢性疼痛和提高运动表现，我花了数十年时间探索人体的内在运作规律并将之以简洁易懂的方式呈现，让他们可以理解 MELT 疗法是如何操作的。

MELT 疗法与你尝试过的其他运动疗法大相径庭，且其效果影响深远。你现在一定对它的工作原理感到好奇。好消息是你不必领会具体细节也可以获得成效。如果你想直接跳到本书中关于动作和序列的部分，再去品味第 1 章中我这个科学迷的解释，请随意！

在 The MELT Method（作者的另一部著作）中，我解释了通往无痛生活必不可少的一环是什么——健康的、水分充足的结缔组织和平衡的神经系统。我提出了一个为结缔组织重新注入水分并恢复全身平衡的方法，我将它称作 MELT 的 4R 法则——再连接（Reconnect）、再平衡（Rebalance）、再水合（Rehydrate）和再释放（Release）。这是消除黏性压力和使神经系统调节回到正轨的理想方法，也是摆脱慢性疼痛的秘诀。在第 4 章你可以读到关于 4R 法则的内容，这些技术是 MELT 运动疗法序列的基石。

实际上，我以相反的序列开发了我称之为"脱手"（Hands-Off Bodywork）的疗法。神经力量的 2R 法则——再整合（Reintegrate）和再构建（Repattern）——

开发确实先于 MELT 疗法。在我创造 MELT 疗法很久之前，我就在探索如何效仿从自然疗法师、整骨治疗师和手法治疗师 Leon Chaitow 那里学到的出色的手法——神经肌肉疗法技术。神经肌肉疗法是一种高度专业的手法软组织治疗技术，用以缓释疼痛和使受损组织恢复正常功能。它利用特定的、靶向的软组织治疗从根源上消除大部分的肌肉酸痛和疼痛。这种手法治疗要求治疗师能够通过触诊辨别组织的僵硬度、活动性和敏感性。肌肉测试可用来辨别哪些肌肉在激活或放松时存在缺陷。治疗时首先评估组织张力，然后通过手法激活受到抑制的稳定肌群，使它们重获募集和激活的能力，同时松解不必要的肌肉收缩或过度活动。接着再次评估组织张力，查看关节活动度的改善情况。

在实践这类技术的 20 多年中，当传统的拉伸和力量训练无效时，我可以使用这些技术为患者缓解疼痛。我意识到整体功能和效率不止取决于基础训练。神经肌肉疗法平衡了神经系统和肌肉骨骼系统的状态，并自然而然地使身体恢复正确排列。它着重于处理姿势不良和肌肉失衡、神经卡压、缺血（身体的某部位血流量减少），以及肌肉扳机点的问题。

虽然神经肌肉疗法是我见过的针对运动损伤、急性创伤的非手术、非药物治疗中最有效的，但大部分教练、治疗师和医生对此并不熟悉。即使用到这项技术，也是在康复（rehab）阶段，而没有做到"预健"（pre-hab）——在损伤或感觉、运动能力下降之前进行干预。运动员有规律地跟着教练进行训练，只有出现问题时才会联系物理治疗师。为什么我们要等到损伤发生以后，而不是在重复性应力出现时就进行干预？你可能会以为职业运动俱乐部所有者既然花费大量金钱在广告和商业扩张上，可能也会在损伤预健上一掷千金，然而在专业运动项目中并不是这样的。相反，不少高级教练了解如何"调节运动员"以应对比赛，却忽略了对运动损伤的预健。

"没有付出就没有收获"是体育运动中的真理；所以忍耐疼痛也成了体育精神的一部分。没有人想听运动员抱怨他们身体的酸痛，相反，他们相信酸痛是应该的，因为这样他们才知道运动员在努力训练。我和专业运动员一起工作过，所以我知道他们的教练绝不会一心关注预健，因为他们当中许多人认为这会影响运动员的心理素质。运动员的心理素质确实在运动表现中起到很大的作用；但是相信我，无论运动员不畏疼痛的信念有多强，他们还是会受伤的。

这是问题的核心，而 MELT 疗法就是专属你自己的预健方案。我们相信自己在很多层面上是积极主动的，但是在应对应力性损伤方面，我们是被动的。我们更多是在解决问题，而非预防问题的发生。

我曾有强大的动力将这些有效的手法技术转变为"脱手"疗法，使我的患者可以自行提高他们的稳定性和运动表现。MELT疗法是我几十年来精炼出的成果，我在个人的实践中不断见证了它卓越的效果。将徒手肌肉测试的基础概念与徒手神经肌肉整合技术相结合后，我改进出了一些关键技术——再整合和再构建——并开始与我的患者分享这些技术。我教他们在两次治疗期间用这些技术进行居家练习来保持治疗效果。这些练习确实起到了作用，只不过大部分患者在初见成效时就不再继续练习了——这也是为什么他们隔一段时间就要回来找我。

我会询问他们问题再次出现的原因，而不是让他们直接回去练习再整合和再构建疗法。他们会说他们在很长一段时间内都感觉良好，已经忘记了怎样练习那些动作。在互联网和便携智能设备普及之前那段时间里，我曾一次又一次听到这样的回答。现在我的患者可以去MELT On Demand（APP）观看视频并进行练习而不必来到我的工作室重新学习。

令我困扰的是，近期受损伤的患者，练习后的即时或持续效果很好，但是那些患有慢性疼痛或由于手术、药物或疾病导致疼痛的患者，他们练习的效果却不如前者。我时常觉得有一个更重要的、根本性的问题尚未解决，使得因慢性问题求助于我的患者需要多次返回工作室进行"调整"。

我开始用一些工具做试验，模仿这些手法技术来观察是否可以解决这个深层难题，帮助我的患者更长久地保持效果。我曾受到一个患者的启发，她患有颈痛、慢性偏头痛以及肩关节手术后出现的下颌痛。有一天她对我说："如果你能发明一种方法，让我能自己完成练习，而不用依赖你神奇的双手来帮我，我就不用这么频繁地来你的工作室了。"因此，我下定决心要为她找到这种方法来实现她的愿望。我用泡沫塑料包裹PVC管，再用瑜伽毯和瑜伽垫层层包裹，然后将它们卷起来做成一个"筒"。这个工具刚好可以提供合适的压力，跟我用手臂形成的压力类似。我还买来了各式软球，大小与我的手肘和拇指相似，我的患者可以用这些小工具做练习，以代替其他一些手法治疗技术。

随着我不断地用这些工具在我自己身上进行试验，以及教授我的患者在治疗期间做居家练习，我见证了一些深刻变化的发生。我的患者们再次回来时发生了前所未见的改变。就我自己而言，我发现我的睡眠更好了，而且我的颈部和腰部也不再会出现弹响或酸痛了。我那时还不知道，我继续发展这些技术，就是在建立MELT疗法的根基。

▶ 疼痛是如何改变我的生活的

在我的整个大学和研究生时期，我都是一名竞技自行车运动员、健身指导和私人教练。我的体脂率低得惊人，只有 11%。我身高只有 5 英尺六英寸（约 1.68 米），但体重已达到 140 磅（约 63.5 千克）。我的手臂特别粗壮，以至于大家都叫我"炮手"或是"钻头"！我当时处于健身职业生涯的巅峰时期。每个人都说他们想拥有我那样的身材，苗条而健硕。我曾在美国 ESPN2 电视台的 Crunch Fitness 节目上现身，创建了健身新手训练营，现在在网上还能看到这个视频。我似乎成了健身的典范，但我当时却身处疼痛之中。我没有一天不感觉到酸痛和僵硬。我向我的患者隐瞒了这些。没有付出就没有收获，对吧？实际上，像许多专业健身人士和运动员一样，我觉得酸痛和僵硬是正常的。

2000 年前，在我将近 5 年的临床实践期间，我忍受着从未有过的剧烈疼痛。我遭遇了韧带扭伤并持续几年时间，经历过骨折，甚至还有一次轻微的脑震荡，但它们和慢性疼痛是不同的。后者并不是由一次突然的、明确的损伤引起的。我只是在某天早上醒来，足底开始疼痛，这种疼痛很尖锐以至于我以为当时自己踩在了一堆碎玻璃上。这种疼痛持续了几周，慢慢地我的小腿后侧开始闷痛，接着是我的下背部，再然后到了颈部和下颌。几个月后，我开始向我的同行和导师们寻求帮助。我拜访遍了纽约市的顶尖医生，通过又戳又按的检查，他们想搞清楚这究竟是怎么回事，他们告诉我，我得了足底筋膜炎。疼痛影响着我，不仅在身体结构上，还慢慢涉及了我更深层的情绪（第 3 章我会更详细地谈到这个问题）。

我几乎失去了理智。我记得自己曾坐在浴室冰凉的瓷砖上，拿着一把手术刀，准备剖开我的脚。一开始的足底筋膜炎发展到全身性的酸痛，我开始变得抑郁，神经肌肉疗法可以解决一切问题的信念开始动摇——因为无论我如何尝试去治疗自己，我当时所经历的疼痛都没有丝毫变化。我坐在地上，仿佛看见自己的职业生涯和梦想从旁边的马桶里冲进了下水道。

这种持续的、蔓延性的疼痛，我如今将之定义为突发性慢性疼痛，意思是疼痛虽是突然出现的，但实际上是由积累的黏性压力造成的。我没有做任何不同以往的事情——只是在某一天醒来时就出现了这种新的慢性疼痛。它和发生在运动员身上的一种情况相似——在一个你已经做过成千次的动作或训练中，比如弯下腰去捡一个网球，腘绳肌却拉伤了。我从未有过任何受伤经历会导致突然的疼痛，它不知是从何处冒了出来。

在我的足底痛出现两年后，我对结缔组织的重要性有了新的认识，我对长寿和适应能力的观点整个转变了。筋膜疗法——使结缔组织恢复液体流动的直接干预疗法——给了我真正的启示。我感觉我的精神和身体都更加扎实，它们与我的动作和稳定性的联系变得更加紧密。我身体稳定性的观念转变了。我曾花了十多年的时间学习肌肉骨骼解剖学和生理学，它们的主导地位却突然被我偶然发现的一门科学后来居上了，而我接触这门科学最初的目的仅仅是为我自己的疼痛寻找解决方案。

几年过去了，我仍在继续钻研帮助我的患者们恢复身体稳定性和平衡的方法，但后来在我所住的城市发生了"9·11"恐怖袭击事件。我参加了创伤后应激障碍（PTSD）方面的通宵速成课程，这个经历既挑战了我对疼痛如何变为慢性的认知，也加深了我对如何从一开始就改变导致疼痛变为慢性的神经通路的理解。即使是面对由情感创伤所致的慢性疼痛，MELT疗法也有帮于调节神经系统压力并再次恢复平衡。对这一疗法效果的见证，强化了我想要帮助更多样化、更具挑战性的患者的愿望。这也让我意识到，我的个人经历是改善我的慢性疼痛的催化剂。每当我帮助一个人走出恶性循环，回到积极的生活中，我都会感到惊讶和满足。

2004年，我创造了"MELT"这个术语，它是肌筋膜能量长度技术（myofascial energetic length technique）的缩写。到2008年，这个缩写已经超越了原有的含义，所以现在我仅称之为MELT疗法。这个词完美地描述了这一疗法如何让僵硬的、不灵活的身体变得流畅、优美、灵活、有弹性。

我开始教授MELT疗法的基础课程，也正是在这段时间，MELT"语言"形成了。我开始将一些特定动作和进程称为再水合。我研发了一些颈部和下背部减压技术，我最终称之为再释放技术。然后，随着我对结缔组织和自主神经系统的非随意性之间的关系的理解不断加深，我最终创造了再平衡和再连接技术。这就是MELT疗法的4R原则。

当我意识到结缔组织对肌肉启动时序和运动表现的重要性时，我顿悟的时刻来了。将4R原则与我原来的神经力量技术相结合后，我亲眼所见的最深刻的效果是再整合过程（使关节重获稳定性）的效果呈指数级提高且能持续更久。

在我的个人实践中我会记录详尽的笔记来追踪患者的改善进度。当他们的关节不再疼痛之后，他们也会继续在家做MELT训练，因为这让他们感觉良好并可以带来即时的改变。当他们完成了基础 MELT 训练，他们只需每周进行 1~2 次神经力量训练，每次 10~15 分钟，这不仅是为了维持效果，也是为了观察他们运动表现的变化。

这些运动给结缔组织提供了所需的水分，也改变了大脑对运动的处理过程。我已经破译了其中的密码。我意识到，如果通过恢复结缔组织系统的完整性来改善身体的自然稳定性，然后在提高力量或灵活性之前重新整合和重塑自然神经功能，训练就会更有效，效果持续的时间也会更长。当我整合这些技术时，我所目睹的变化让我大吃一惊。我的患者们一瘸一拐地走进我的 MELT 教室，走出教室时他们的身体看起来稳定而强壮，而我甚至完全没有为他们做手法治疗。"脱手"疗法成为了真正强大的技术。

在一对一治疗和小组治疗取得成功后，我开始与其他从业者分享这些技术，这样他们也可以帮助他们的患者，这些患者无法在办公室中做按摩、手法治疗或针灸治疗。今天，全世界有超过 1 000 个 MELT 疗法课程和数百个 MELT 运动疗法课程，由受过训练的 MELT 教练教授，帮助人们逆转和预防疼痛，达到更高的运动表现水平。有了这本书，你可以真正地把稳定性和运动表现提升到一个新的水平，而不用担心在训练中损伤关节。

▶ MELT 疗法将改变你的生活

MELT 疗法是几十年的实践精炼出的效果卓越的结晶。它帮助我激励我的患者积极参与复健和维持理想的运动功能，即使医生曾告诉他们药物或手术也许是他们唯一的选择。我总是说这就像为乐器调音一样。你必须先重新找到结缔组织和大脑神经通路的合适的音调、连接、振动和频率，然后引入新的模式。

我已经记不清有多少持怀疑观点的人告诉我，MELT 疗法不可能奏效，因为它太过简单，太容易实现。但是，当他们尝试之后，他们却发现在短短几周内，他们的动作似乎变得更轻松、更有效率，他们的运动表现也有所改善，更具活力。

现在我快要 50 岁了，我可以真诚地说我现在的样子和感觉要比 20 年前刚刚开始这段旅程时好得多。有了 MELT 疗法，我的身体将能够经受住时间的考验。那个差点毁掉我的脚的踇外翻——它当初像我妈妈的踇外翻一样严重——这 20 年来没有恶化，因为我通过 MELT 疗法治疗踇外翻。我满怀信心地计划在我 50 多岁、60 多岁甚至更老的时候，仍像现在这样保持活跃和健康。

最关键的是要保养身体的系统，随着年龄的增长，身体的系统会自然地衰退。我会采取积极主动的预防措施，尽管人们经常会说，"也许踇外翻并没有困扰到你。它并没有恶化。你为什么还要为治疗踇外翻而锻炼呢？"因为，锻炼就是为什么踇外翻没有继续困扰我的原因！这也是为什么我不需要做膝关节手术，尽管 26 年前医生就告诉我，我的半月板撕裂得太严重了，我唯一的选择就是摘除它。现在我的膝关节从不疼痛，过去我不能跑步，因为这会令我的膝关节疼痛或引起其他的疼痛，但现在我每周跑步几次，既不会感到疼痛，也不担心受伤。

通过 MELT 疗法，你可以深入身体的底层，为它浇灌一个新的地基。你将重新连接你的神经筋膜系统（神经系统 + 结缔组织系统），这样你就可以按照适当的方式活动，并以一种全新的方式连接到你的身体。本书将向你展示如何正确地设置和执行每一个步骤，这样你就像跟我上了私人教学课一样，还节省了时间和金钱，同时得到积极的、健康的、无痛的生活。

对于那些已经积极实践 MELT 疗法的人，学习本书会让已有的效果更上一层楼。你会了解到最前沿的关于结缔组织、神经稳定性和感觉运动控制的概念。最好的保健是自我保健。这就是 MELT 的意义。

我仍在持续学习，我的好奇心和对于快乐和健康的追求，让我执着于想要了解更多关于长寿、延缓衰老的知识，并向大家分享。在 20 世纪早期，托马斯·爱迪生说过："未来的医生不会给患者开药，而是激起患者对保健、饮食、疾病的起因和预防的兴趣。"每个人的心底都住着一个勇士、一个运动员，等待着生活带来的一次次挑战。我希望 MELT 疗法将你心底的勇士带到前线，去发挥他的力量，让你达到每一个你想要达到的目标。

但更重要的是，我希望你认识到你的身体充满了力量，它超越了肌肉的力量；你可以重获身体的自然恢复能力，让它成为你生活的一部分；你可以用爱去拥抱它，赋予它力量，这比锻炼你的肌肉更重要。是时候抓住主动权，让你的身体更好地运转了。我希望你对自己的健康做出承诺，要积极主动地做出应对，而不是被动地应对伤害和疾病。我希望你能开始尝试改变，并意识到这并不会导致痛苦。事实上，它会赋予人力量。

好消息是，这些改变每天只需要花上几分钟，但它会渗透到你生活的方方面面。你会开始以不同的方式思考运动、锻炼、运动表现和生活本身。在未来的岁月里，你将能够改变你的整个身体和整个生活。

MELT 疗法将由内而外地改变你的身体、头脑和精神。在你的生活中，没有一天是不能进行 MELT 训练的！

还在等什么？我们开始吧！

目 录

第一部分

神经力量创造

1

定义神经力量和重新定义稳定性

当我在 2003 年的 IDEA 健身大会上第一次做关于结缔组织的演讲时，有人说："我不知道这和健身有什么关系。这和怎么让我的身材更苗条、更健美无关。""其实这与健身息息相关，"我回答，"事实上，这比保持苗条和健康更重要，因为这关系到你的寿命、整体柔韧度，以及在你年老以后保持最佳状态的能力。"比起整天伏案工作，你更有可能在保持苗条和健美的过程中受伤。这是一个健身的小秘密——大多数在健身房的人都面临着疼痛，他们经常因应力性损伤而失去短期的效益。所以这一切都与健身有关。

那个人耸了下肩，"我不明白。筋膜是没法锻炼的。"

我很沮丧，因为我收集的这些惊人的信息并没有传达给它的受众。我很快意识到，在微观层面上谈论结缔组织对专业的健身人士没有意义，因为他们的训练与此无关。但这实际上与他们息息相关，我决定把这些概念翻译出来，让更多的人可以学习如何过上更好的生活。认识我的人都知道我不是健身大师，但我是一个热爱研究并将科学应用于日常生活的人。我期待与希望提高运动表现、降低受伤风险、减少慢性疼痛和累积压力的人分享这些信息，这样他们就不会损失现在以及将来应有的健身成果。

当我改变措辞时，我无意中创造了一种简化的语言——我称之为活体模型——用以解释结缔组织和神经系统对整体健康的各个方面的重要性。

当我第一次在小组中分享 MELT 疗法时，我谈了很多关于结缔组织脱水的问题。我甚至把牛肉筋膜带进课堂来帮助解释这个组织为什么如此独特。但是后来班上的一个人说："休，我真的不知道结缔组织是什么。"

这时，我脑中的灯灭了。"你有没有发现，当你改变姿势时，例如，从坐位到站立位，你的一些关节会出现疼痛？"我问。

"一直都是。"他笑着说。

"把结缔组织想象成海绵。你有没有过这样的经历：一觉醒来感觉浑身僵硬，就像厨房的水槽里晾了一晚上的海绵一样？日常活动降低了结缔组织潮湿、流动的状态。它在细胞水平上脱水但却无法快速适应。现在你的关节充满了累积压力，改变了你有效运动的能力。"

"我的累积压力确实很多。"他表示同意。

当谈到稳定和控制时，人们觉得他们对于这些话题知道得很多，实际上，大多数人是以错误的方式获得稳定和控制的，因为稳定和控制都是建立在我们的神经筋膜系统（连接筋膜和神经的系统）之上，这意味着它首先是无意识的。但是，我们并不知道这一切正在发生。即使是运动员和那些指标一切正常的人，也会在身体内积聚压力，破坏了关节的稳定性。

这一章讲述的是神经系统的稳定性（或神经力量）。神经强度使你的关节免于不必要的紧张、压迫和错位，改善你的肌肉激活时序和整体运动控制——真正的爆发力、灵活性和力量的基石也将得到改善。

在 MELT 疗法中，我专注于将你和你的身体重新连接起来，这样你就可以在它们引起疼痛之前识别出累积压力和常见的不平衡。有了 MELT 运动疗法，人们便可以更进一步利用神经稳定系统的力量。你将学习如何重新连接神经通路的稳定性，以提升功能。在科学界，我们知道一起放电的神经元总是链接在一起；如果线路出现故障，现在的我们知道如何重新连接故障的线路并重建它们。

当你拥有神经稳定性，你就不会时刻去想着它或时刻思考应如何运动。你只会以你应有的方式去活动。例如，房间里有人让我过去看某样东西，我会立刻起身前去。这是健康、正常的反应。如果有人让妈妈做同样的事情，她就不会从那张她度过了大部分时间的椅子上起身。相反，她会说，"你不能过来吗？"她的大脑在主动思考如何避免活动。她的基本稳定控制系统出了问题。

MELT 运动疗法将消除你错误的活动方式，建立一个新的、稳定的基础。

- 第一步：通过 MELT 疗法，为你的结缔组织、神经系统更高效地运作和保持稳定性创造环境。

- 第二步：接着重新整合神经关节的稳定性和控制能力。动作的设置是释放这一潜能的关键。
- 第三步：重建基本运动模式。如此一来你的日常运动将更高效、更省力、更容易。

MELT运动疗法每天只需要几分钟就可以让你快速地改变。你可以轻松跳过一只坐在走廊上的猫，或避开一个学单车的孩童；你可以一下跃到人行道上，以躲避行驶的车辆。这些动作都是自发的，不需要思考。你将创造身体的适应能力。

这就像一个游戏规则的改变者。和大多数人一样，我相信合理的饮食和规律的锻炼能让我过上更加积极健康的生活。不要误解我的意思，这些是健康生活的基本要素。但如果这就是过上一种没有疼痛的、积极的生活所需要的一切，那么每个健身的人都将摆脱疼痛。但他们当然不是，就像我说的，这是健身行业的一个小秘密，那些通过健身保持健康的人通常是最需要解决身体疼痛的人。由于健身专业人士和健身爱好者过于痴迷于训练肌肉使身材健硕、身形优美，以至于他们忘记了关节比肌肉力量更重要。我听说过膝关节和髋关节置换手术，但从未听说过有人做腘绳肌置换手术。

▌为何重建关节稳定性如此重要

大多数人不知道他们有着错误的习惯和代偿，导致他们身体受损，尽管他们努力并渴望保持健康。MELT运动疗法中的神经力量训练可避免这一过程的发生。相反，它会让你的身体保持灵活性和弹性，提高关节稳定性、运动控制和肌肉启动。你将恢复稳定的神经通路，并让你身体的稳定系统回到正轨。

原因是什么？重建关节的稳定性是最大限度发挥潜力和运动表现、减少受伤风险的关键。职业运动员和他们的教练没有意识到，虽然他们拥有强大的肌肉力量，但他们的神经系统稳定性通常很弱，这会让他们觉得需要更加努力地训练。所有的运动员在训练中都会遇到瓶颈期，通常他们的心理状态会促使他们训练自己更快地跑，更用力地击球，或举起更重的重量，以此来摆脱那种状态。许多想成为伟大运动员的人都会被告知要不断地挑战自己，但这种挑战往往会把他们推向极限，导致产生许多本可以避免的长期问题。

我在做神经肌肉治疗时经常看到这种情况。刚开始的时候，我主要是和那些在运动中受伤并寻求帮助的运动员一起工作。在最初评估他们的骨骼排列、运动和损伤的情况时，我经常发现他们身体其他部位的不平衡是他们不断受伤或不能完全恢复的真正原因。

事实上，运动员就是一个代偿机器，而他们不知道这一点。他们的身体对重复训练的惊人的适应能力往往是他们受伤的首要原因。尽管他们看起来很灵活，充满力量和爆发性，但他们驾驭这些方面的能力却因关节的稳定性和控制能力的丧失而受到阻碍。

这些运动员很难理解神经系统不稳定的概念。他们感觉自己很强壮，但从神经学上来说，他们的大脑和身体并没有进行有效的交流。他们很容易发现，过去很容易实现的目标现在需要更多的努力和精力。

这些运动员还没有意识到，正是他们多年来所做的代偿导致了他们的应力性损伤，并使他们在未来不断地受伤。要知道，这些人过去往往十分强壮、健硕且身体灵活。他们对自己的身体了如指掌（至少他们是这么认为的），问题不在于他们的肌肉让他们感到疼痛，而是神经系统不再向他们提供关节所需的稳定性和活动范围。身体的保护机制是深远的，而保护它们的代偿实际上已经开始与这些运动员想要获得的收益背道而驰。

举个例子，如果你的腘绳肌又短又紧，你本能地认为最好的办法就是拉伸它们。你可能没有意识到的是，紧绷的腘绳肌可能是你身体自我保护的手段，以支持骨盆的骶髂关节。腘绳肌缩短将缩短骶髂关节的旋转轴，使我们能够轻松行走。在这种情况下，就好像烟雾探测器提醒你烤面包机着火了，而你的反应却是把烟雾探测器的电池拿出来，以阻止它发出嘟嘟声。警报已经响了，但是烤面包机还在燃烧——拉伸腘绳肌并不能改变你的骶髂关节受损的事实。你只是取消了警报和保护，所以你不仅增加了遭受更严重的损伤的风险，还会发生更致命的损伤，因此不能只进行简单的拉伸。

受伤的运动员需要停止把肌肉当作一种恢复的手段，而应该致力关节的神经稳定性训练。传统的锻炼方案、运动专项训练，甚至是物理治疗都无法解决问题。当我告诉他们要把自己的身体想象成建在滚轴上防止地震破坏的建筑时，他们受到了启发。即使是最结实的摩天大楼，在地震时也会断裂和倒塌，但如果它有内在的弹性和适应性，它可以摇摆并减少其应力负荷，将力传递到建筑物的所有组件，就不会倒塌。具有神经稳定性的人体也有同样的流动性，而筋膜就是我们需要利用的有弹性的、适应性强的环境。

▶ 筋膜如何影响你的功能

在讨论神经系统的关节稳定性之前，知道什么是结缔组织是非常重要的，对这种神奇的物质给予关注是激活并恢复神经系统稳定性潜力的关键。

当我们想到解剖结构时，我们往往会想到肌肉和骨骼，还有少数肌腱和韧带。如果可以的话，我们都想要漂亮结实的手臂和强壮的下肢，我们都想跑得更快。但是用来推动自己的杠杆并不仅仅来自肌肉。它通过整个结缔组织系统无处不在，从皮肤一直到骨骼。如果它消耗殆尽，并得不到翻新和保护，你就会成为那个受伤的运动员或生病的人，重复的动作会让它们受伤并导致应力性损伤。你会成为那个快速衰老的人，总是觉得自己很糟糕的人，看起来既无趣又乏味的人，脾气暴躁的人，不幸福的人，以及那些在生活中永远不会领先的人。你不想成为那样的人，对吗？

在人体胚胎学和解剖学上，筋膜是一个三维支撑系统，以液体为基础；这是一个相互交织的、从头到脚的网络，给你稳定和保护。筋膜各层之间没有间断，尽管"层"这个字可能具有欺骗性。虽然分子成分是连续的，但某些区域可以被定义为层或鞘。

把筋膜想象成一个橘子——在你剥掉果皮之后，你会看到外部白色的衬皮；往深处看，你会发现橘子被分成多个橘瓣；再往深处看，你会发现每一小块果肉都被一层薄膜包围着。不管被分割成多小，它都是同一个系统的一部分。

你不需要从科学的角度来理解筋膜以给予它所需要的关注，虽然我认为筋膜的科学研究十分引人入胜。筋膜是一种由微小的间隔和纤维组成的组织，由无数形成胶原蛋白网络的微原纤维（液体内衬纤维，如吸管）和容纳重要液体（如水和其他凝胶状物质，被称为糖胺聚糖、GAGs以及透明质酸）的多微泡空间组成。这些神奇的胶原纤维可以改变和适应——它们会先于你的动作而变长或变短，类似于可弯曲的吸管。这些元素是由各种筋膜细胞生成的，它们不断地监测和固定筋膜环境，以确保在所有方向上保持稳定。

筋膜的定义最近已经扩展到包括创造和维持细胞外基质的细胞。顺便说一下，细胞外基质并不是指筋膜。细胞外基质指的是细胞外的一切物质，而筋膜包括产生、维持和分解细胞外基质的细胞。筋膜是连接细胞外基质和身体中所有其他可定义元素的纽带。

我将在第 4 章详细介绍研究的进展，现在最重要的是了解建造细胞外基质的纤维、胶质和水分遍布各处，而这一结缔组织被称作筋膜。

当受到压力时，组织就会适应——无论适应得好与坏。例如，筋膜的适应性可以帮助我们提高投掷球的速度和准确性，因为这个组织需要为想要做的动作做准备。它也是你在办公桌前工作时头前伸的原因，但当你站起来四处走动时，这种组织适应性能让你的头部固定在一定位置，即使你不想或不需要它在那里。虽然遗传学决定了蛋白质的生成（许多结缔组织紊乱的关键原因），但我们的日常生活和使用身体的方式决定了我们的组织如何适应。筋膜将力量分散在各个组成部分，以尽可能地去协调动作，而重复性动作既有助于也有碍于这种协调。

筋膜也是一条信息高速公路，支持身体的所有方面和系统。筋膜承载着感觉神经末梢，就像一根天线，接收信号并发送信息。

正如我在 MELT 疗法中所写的，在 Gil Hedley 的指导下，我对筋膜的理解完全改变了。Gil Hedley 教授系统解剖和局部解剖课程。我了解到，与在医学院和解剖学教科书上所教的内容相反，筋膜不仅仅是一种惰性的包装材料。在我跟随 Gil 进行的多次解剖实验中，我学会了如何一层层揭开筋膜，这激起了我的好奇心，我想找到那些认为筋膜是健康的重要组成部分的人。

Gil 颠覆了我对筋膜的所有认识。当我寻找更多的研究时，我进入了分子、神经、细胞和非细胞科学的"兔子洞"。我开始明白为什么我们的神经系统不只是负责指挥所有身体功能的独立组建。相反，我们的神经系统——我们的神经功能——依赖于筋膜（即它所存在的环境）来有效地工作。此外，筋膜与其他所有的细胞相互连接，并使它们能够相互沟通，从而正常工作。

换句话说，筋膜与神经稳定性有关。在我健身生涯的巅峰期，突然出现的慢性足部疼痛并不是由受伤引起的。没有任何一个骨科医生知道该如何修复它——因为我的肌肉或骨骼并没有受伤。我的情况也让我明白筋膜是如何在我们的情绪稳定性中发挥作用的。为了治愈我突如其来的慢性疼痛，我明白了肌肉、骨骼、神经、血管、器官，甚至情绪之间的联系。

筋膜是人体唯一不依赖于神经系统的系统。它可以变形和适应，而这与神经系统的反馈和激活无关。但是筋膜需要保持健康和柔顺——我称之为再水合——才能保持正常运行。否则，它的适应性和稳定性就会下降，从而影响我们的功能。

筋膜也可以用来储存能量，所以无论你做什么，很长一段时间内都可以很好地完成。如果因为工作你一天大部分的时间不得不在办公桌前坐着，你的筋膜将会适应，这样你就能维持这个姿势，而无须耗损不必要的能量。从理论上说，这很好，但人类的天性不适合长时间静坐。即使现代世界在加速发展，无论是获取信息或是吃午餐，人们不用移动就可以办到。但从基因上来说，我们离穴居时代的祖先并不遥远，当受到压力时，我们仍然会被"战或逃"反应所驱使。

这也是为什么 MELT 运动疗法如此重要：它让你关注和保护筋膜和神经系统，并力求提高稳定性以更加自如地活动。相比于肌肉力量，神经力量更能帮助你了解筋膜如何影响神经系统的控制、效率和整体稳定性。它将帮助你更有效地训练，让你在无须增加训练强度的情况下即可达到更高的运动水平。

▍定义神经力量

神经系统是如何工作的？科学家目前还未解开这个谜题，因为我们身体大部分的功能都是自主的，而非随意性且不受意识控制的。所以当人们说，"我在自己的掌控之中，"我想："嗯，你只掌控了自己的 3%，因为身体 97% 的功能是在你不知道的情况下完成的。"这也是疼痛的问题所在，疼痛是主观的，即个人对疼痛的感知比客观发现更重要。举个简单的例子：如果我用同样的力度去打两个人的手臂，一个人可能会倒在地上并说将要起诉我，而另一个人可能会一笑而过或一拳打回来。在不同的反应背后有许多主观的逻辑，而不一定和此人当下的感觉切实相关。甚至，有可能是个人对于曾经受打击的记忆引发了他们不同的反应。我知道这听起来有些复杂，但随着阅读接下来的两章，你会更好地理解和接纳其中关于我们如何感知控制、平衡和疼痛的观点。

你的功能正常运作依赖于自主神经感应——从呼吸到消化食物，再到夜间的睡眠。我把负责这些功能的系统称为"自动驾驶仪"。想象一下，如果你需要去思考呼吸，或是心脏需要用意识控制来让它跳动，那么你会频繁地晕倒，更别说正常睡觉了。至少，除了专注于维持生命的基本功能之外，你无法做任何事情——这会损害到其他的一切。恐惧的概念恐怕又会是另一层含义了。

许多日常活动都是在无意识的情况下发生的。例如，当你系鞋带或过马路时，你真的有在想这些事情吗？你（没有想）就直接去做了。模式形成习惯；习惯形成行动；行动形成形式和功能。你的"自动驾驶仪"控制着这些日常任务，持续地代偿和适应当下的情景和环境。

请注意我没有使用"大脑"这个词。大脑虽然是神经系统的一个重要部分，但也只是一部分。大脑甚至也有子系统，而大部分人并不知晓。除了组成大脑中可定义区域的组织，神经细胞和非神经细胞（也被称为神经胶质细胞）在保持全身健康和维持功能方面发挥着重要作用。神经系统比我们所定义的大脑组织要复杂得多。它是一个全身性的、整合的系统，只有一个主要功能：维持我们的生命和活动。这是一项大工程。让科学家感到困惑的是，我们的神经系统是如何失控的，又是因何与我们正常的细胞发育和整体健康背道而驰的。神经系统比计算机要复杂得多，但现代技术允许我们以新的方式理解和测量神经系统的各个方面。在过去的五十年间，我们对于神经系统的了解要比之前所有时间的总和还多。

如果我们知道大脑接收信息、处理信息和使用信息的能力，我们就可以追踪它们，并预防如阿尔茨海默病、帕金森病、多发性硬化症、癫痫、双相障碍、抑郁和所有其他的大脑和神经系统疾病的发生。运动控制、运动和神经系统如何使我们的身体完成多种任务而不需要意识参与，这是多方面信息处理的过程，很难对此进行定义。然而，神经系统是有可塑性、柔韧性和适应性的。每一天的每一分钟它都能建立新的神经连接，并与年龄无关。这就是为什么神经力量训练的功效如此强大。

你不需要很多很复杂的工具，或花费大量的时间去持续学习并建立新的神经连接，你只需要去了解神经再整合的"是什么、为什么和怎么做"。通过这三个要素，你就能了解目前你的健康和健身方案中缺失了什么，并能够实施你将于本书的第二部分中学习到的动作和序列，从而达到传统训练方法常常缺失的效果。

▶ 稳定性的科学

人体天生就有维持平衡的需要。科学称之为内稳态。我们的身体在每一个层面——情感上、化学上和结构上——不断地适应、移动和传递内部和外部环境信息，维持平衡并得以生存。例如，当我们跑步时，我们的身体通过出汗来降温。当我们进食时，我们的身体会分泌食物酶来分解摄入的营养物质。

当让你想象一个不稳的身体时，你会想到什么形象？我敢打赌，你会想象出一个拄着拐杖的老人、一个瘸腿的人、一个残疾的人或患有脑部疾病的人。这些确实可以被认为是不稳的例子，但他们在不稳定范围的远端。

稳定性并不是你所想的那样。良好的稳定性不是基于肌肉力量或运动控制，而是基于结构强度。结构强度指单个构件承受载荷和传递力量的能力，从重力到对抗重力的活动，传递到结构内的所有元素。如果结构强度失衡，关节会为此付出相应的代价。人们会做很多不良动作，他们不知道他们的运动选择在功能或结构上对关节来说往往弊大于利。即使是那些在进行锻炼或训练时看起来很完美的人，他们的身体也可能有神经系统的不稳定，身体会代偿而做出看起来很完美的动作。这就是我所说的节段灵活或节段力量。例如，身体的某些部位活动过多，变得超级活跃，而其他部位的肌肉被锁得很紧，活动太少，导致关节受压。随着时间的推移，受伤的概率会大大增加。

当说到"稳定性"时，我说的并不是你的平衡力多好或者你站立时姿势多标准。我说的是神经稳定性以及你如何产生运动模式。你所认为的强壮和稳定或许并不是那么回事。

神经稳定性

神经稳定性指你的神经系统能够先于你的活动稳定你的关节。水分充足的筋膜使力的传递超过线性肌肉到肌腱的方向，所以在运动中没有任何一个关节承受全部的重量或压力。一般来说，筋膜水分充足，神经系统就能有效工作，实际上，稳定完全是无意识的。

每个关节都有一定的自然活动度，这也是为什么每个人的活动范围会有差异。另外，稳定性并不在于你的活动幅度有多大，而在于你能多好地控制它（质量和精确性）。

所以当我使用"稳定性"这个词时，不要去联想你的肌肉，或是立马站在一个不稳定的平面去保持平衡。相反，你应该考虑你的身体能否快速做出反应以维持各个方向的稳定，并在每天都能有效地运动。

要做到这一点，你需要做到我所说的神经筋膜协调。我们身体中两个主要提供支持、连接、稳定和控制的系统是神经系统和结缔组织系统。两者统称为神经筋膜系统——我们的自动驾驶仪——负责保持我们相对的直立、稳定和有效率地运作。

这是我在授课时对新生解释自动驾驶仪概念的方式："你的身体中有很多累积压力，这会限制你的运动并让你感觉僵硬和不稳。虽然你的身体变得更强壮，但却会更加失调。你就像一个代偿机器——你的神经系统已经学会了如何去处理失稳，但实际上你的关节稳定性并没有真正得到改善，因为你的基本锻炼并没有着重于改善这些问题。这也是为什么你的膝关节或背部总是感到酸痛。从地上捡起一瓶水时，你的身体在代偿，而你对此全然不知。明白吗?"

新生们点了点头。"但是您一直提到的神经方面是怎么回事呢?"

"当谈到稳定性和神经调节时，我们并没有真正思考过它是如何运作的。实际上，我们根本没有考虑稳定性。我们甚至不会思考运动——我们直接运动。"

我让新生将他的身体想象成一个飞机里的自动驾驶仪。除了起飞和降落，都是自动驾驶仪在保持飞行。除非某处红灯亮起，提醒驾驶员出了问题，否则驾驶员只需要享受飞行即可。我们也是这样对待自己的身体的。我们不会费神去在意细微的失稳和失调迹象，因为身体的红灯还未亮起。自动驾驶仪有时会给出疼痛的先行信号，像久坐之后从椅子上站起时的僵硬感，这种感觉如此普遍以至于我们认为它是正常的，所以我们从来不会就此采取行动。我们对待自己的身体就像驾驶员等到发动机不能启动、飞机伴随着响亮的警铃螺旋式下跌时才采取措施挽救，使其免于坠毁或烧毁一样。

这两个非随意性的、强大的全身系统的问题在于，随着时间的推移，它们维持我们身体稳定的方式往往会损害我们的整体健康。神经系统不是故意这样做的，这是神经系统和结缔组织系统的工作原理。

例如，你吃得不好，也没有休息好，但却要去跑步，这就是在挑战神经筋膜系统的工作效率。为了维持效率以及完成这项任务，它首先会减慢其他不必要的工作进程。你会收到一些信号，你要么无视了这些信号，要么根本没注意到，而这就是疼痛前的迹象。你的颈部或背部会开始出现紧张和僵硬的感觉，当你从坐位站起时你就会意识到这一点。你的皮肤和头发变得总是很干燥。你的肌肉修复能力不足导致在健身后很多天仍会感到肌肉酸痛。在你没意识到的时候，这些症状正在改变你的压力感受、修复系统、代谢和消化调节能力，以此来保证你身体中重要的组件正常工作。我把这看成是一台电脑在安全模式或节能模式下工作，或是将手机调成飞行模式来省电。

肌肉力量和结构力量的区别

尽管你的身体中有六百多块肌肉，但强壮的肌肉并不是稳定关节的主要方面。或许你可以强壮如牛，可以卧推相当于你体重二十倍的重量，但这并不意味着你不会出现下背痛。实际上，在缺乏关节稳定性的情况下做这种负重训练一定会导致疼痛。

在我健身生涯的巅峰期，我的肌肉非常巨大，尤其是背部和肩部，上半身形成了非常清晰的"V"字形。我很健壮且身材非常苗条，看起来棒极了，所以经常有人问我是不是职业游泳运动员。然而，我辛辛苦苦练就的这些肌肉却压迫着我的骨骼结构。当时我并不知道稳定关节的并不是肌肉力量，而是需要结缔组织、骨骼和肌肉激活时相互协调，默契配合，以及良好的运动控制。我不需要强壮的肌肉，我更需要的是稳定的结构。我不得不重新思考什么是真正的稳定性。

当我意识到首先治疗结缔组织，再重塑神经连接是多么重要时，我才能帮助自己的身体以它该有的方式去运动，而不是由现代生活方式塑造出来的模式去运动。无论你的肌肉多强壮，如果你整天坐着，你的身体结构也会发生改变，肌肉开始连锁代偿。你的关节会付出相应的代价，身体也会出现失调。你会开始受伤，炎症反应也会加剧。或许你吃一片布洛芬可以得到缓解，但你的关节并没有得到休息。

最近，科学家们开始使用生物张拉整体这一术语。建筑学术语张拉整体结构（由"张力"和"整体"两个词结合形成），定义了一个在三维上稳定的结构，力在该结构上四散传导，其中的元素不单独承载张力或压力。正是该结构中的绳索部分维持其框架位于正确的位置。在人体中，骨骼就是框架，而肌肉是支撑骨骼活动的工具；胶原基质（也就是我们的筋膜）使它们漂浮在一个稳定的环境中，就像一根细小且坚固的电线，协调力线传递以及维持身体的结构稳定。大多数运动项目都缺乏对于提高胶原基质和其支撑特性的了解。

神经力量的自我评估和自我再评估

在和高水平运动员共事的过程中，我很早就了解到他们的信仰体系和思维方式基本是固定的。他们确信自己是十分稳定的，我很难去说服他们，但真相是，他们的压力性损伤源于其神经失稳。我为他们做测试并不能说服他们，所以他们的自我评估十分有必要。试图解释什么是神经稳定性或姿势反射是如何工作的十分困难，但是让运动员去测试他们的神经稳定性、控制力和精确性并不难，而且可以很快地让他们意识到我了解一些他们并不知道的事情。"为什么教练没告诉我这些?"他们大部分人会这样问我。我的回答很简单:"你的教练懂得如何把你训练成更优秀的运动员，但他可能并不知道什么是神经稳定性。"

MELT 运动疗法中很基础的一部分就是自我评估和自我再评估。自我评估不稳定性能起到很好的作用。首先，它为你提供了一个身体运作的底线。它还可以让你快速辨别你的自我护理方案是否有效，并且评估你做出的改变。在更深的层面上，它可以让你的神经系统更加快速地适应且更长久地维持改变，以此来提升你身体运作的底线。

这是我对神经系统的理解的转折点，也是我明白如何去激励人们参与其中，采取真正的自我护理的转折点。通常，当一个人处于慢性疼痛之中，并且寻求某种解决方案但并未取得效果时，就会进入我称之为思维病毒的时刻——认为没有任何方法能够帮助他们，身体状况很不好，无论怎么努力都无法改变既有的问题。这些想法会影响未来的发展并阻碍他们发挥自己真正的潜能。

测试和评估神经连接和控制的简单方法

让我们来测试一下你的神经稳定性、控制力和全身连接，看看是否有累积压力限制了你的整体功能。

伸展触碰测试

双脚站立。左侧上肢外展举过头顶，示指指向天花板。闭上双眼，右侧上肢同样外展，用右手的示指触碰左手示指。另一侧重复这个测试。

当伸直手臂时，你能否很容易地触碰到另一只手的示指，还是很难触碰到甚至最后触碰的是另一只手的中指？如果你触碰不到，就知道什么叫作神经系统功能不足了。你的手指连在你身上。为什么你伸手却触碰不到它呢？

把你的关节想象成卫星。你的神经系统试图去判断你的关节与重力、地面还有骨盆的关系。累积压力或结缔组织脱水会导致大脑失去一个或多个关节的卫星信号接收。这就是为什么当你试图去触摸手指时，你的精确性和控制力不是很完美。

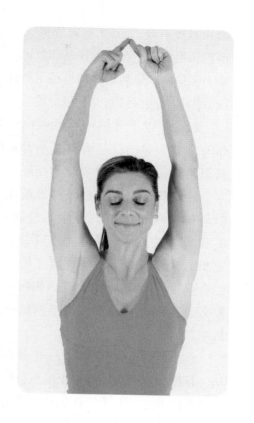

单腿平衡测试

双脚站立，与髋同宽，脚趾朝向正前方。轻微放松你的左膝，减少膝关节过度伸展、支撑或锁定以增加稳定性（不能作弊哟！）。然后，保持身体不要向左侧偏移太多，慢慢抬起右侧下肢，保持单腿站立30秒。在另一边重复同样的动作。

这是另一种测试神经效率和整体平衡性以及运动协调的简易方法。如果你发现，无论抬起哪一条腿，你都会轻微的踮脚或身体向一侧倾斜，这意味着你以一种低效的方式获得了稳定性。

接下来，重复这个单腿平衡测试，当你抬起一只脚找到平衡后，闭上双眼。看看你是否可以保持直立至少15秒。另一侧重复该动作。

这是让你的自动驾驶仪挑战（神经筋膜系统在理想情况下对你的支撑、保护和稳定是不在你的控制和意识之下的）快速高效地启动。如果稳定系统受损，你是无法保持直立和稳定的。

如果在以上评估中你发现你的身体有倾斜、移动或是脚不得不着地的情况，则说明你存在神经不稳定。通常，你踮脚的那一侧就是神经控制较薄弱的一侧（并非肌肉性的薄弱）。不只是肌肉力量，当骨盆或肩关节稳定肌群失调时，保持单腿直立的能力也会受损。（随后，我会教你如何去恢复骨盆稳定性和控制骨盆平衡的神经机制。）

在第 5 章，我会分享另一个评估方法，帮助你鉴别身体的累积压力，这样你就可以消除它并重建你的神经稳定性以及重塑骨盆和肩关节的稳定肌群。

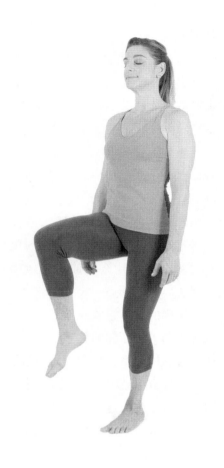

关于本体感觉（身体觉知）和肌肉

本体感觉是你的标志性能力，它可以了解你的身体在空间中的确切位置，并使你能够在直立姿势下对所处的环境做出反应。它也可以使你具备在闭上双眼的情况下持续感知鼻尖在哪儿并能触碰到它的能力。有些科学家把它称作第六感。

有一种简单的自我评估方法可以检查你的本体感觉（或者称之为身体觉知）是否处于良好的工作秩序下：自如地单脚站立，不需要辅助平衡，睁眼保持至少 30 秒，闭眼保持 15 秒。能够完成此项测试说明你有足够的意识—身体交流——这是我们想要在任何运动或动态活动中有效地发挥功能的基础。

对于本体感觉，我们的神经筋膜系统使用被称作本体感受器或力学感受器的特定的感觉神经末梢，来发送和接收全身的信息。在我们的关节中有大量的此类感受器。它们大多数还存在于我们的手、脚、脊柱——这些我们的身体中关节数量较多的区域。

例如，我们稳定骨盆的力量部分来自这个本体感受器。人体有六百多块肌肉，它们受到来自神经系统的电信号的刺激而收缩。那些大的、浅层的肌肉，如臀大肌，它们的主要作用是完成动作。这些也被称作相位肌。相位肌至少由51%的快缩型肌纤维组成。它们是力量型肌肉，但它们比张力肌更容易疲劳，张力肌也被称为稳定肌。

用于稳定局部关节的肌肉通常被称为局部肌、姿势肌、张力肌或是核心肌群。这些肌肉通常较小且位于深层，不会引起大的活动，它们的位置刚好是用来稳定关节的，而且这一切不为我们的意识所控制。它们实际上一直在给予反应和反馈，独立于我们对刺激做出反应时所实际发生的宏观动作。张力肌以慢缩型肌纤维为主，至少占肌纤维总量的51%。正因为如此，它们有很高的抗疲劳性且具有更佳的性能。髂腰肌就是张力肌的一个典型代表。

相位肌和张力肌最大的区别在于，这些肌肉及其筋膜连接如何对张力、压力或载荷做出反应。这些错误的载荷发生在重复使用的过程中，包括劳损、误用、废用、滥用或单纯的老化。

有趣的是，张力肌更容易削弱我们轻松自如地活动的能力。即使它们真正的作用不在于使我们活动，但如果它们无法维持关节的位置或无法在运动前稳定关节，使关节受到挤压或多余的张力，就会产生疼痛。这会导致活动肌被激活来稳定关节——正因如此，当我们运动时，它们才不够高效。这会导致肌肉慢性变短、变紧或变长、变弱，甚至无法被激活。当运动时，我们会感觉到疼痛或僵硬。我们重复一个动作或姿势的次数越多，神经稳定系统就越难做出反应和反馈。结果就是代偿——我们仍然会运动，只是不够高效。

随着年纪的增长，这些本体感受器和我们的身体感觉会下降，这也是为什么许多老年人会失去平衡能力并且很容易跌倒。如果本体感觉下降，我们与骨盆位置的神经连接就会受阻，使我们从足部开始不稳定。

建立神经力量基础

为什么为自己建立一个新的基础如此重要，即使我们很强壮、很健康？因为我们从婴儿时期就学会了如何保持稳定，如果我们的基础是有问题的，那么随着时间的推移，整体稳定性会越来越差。从受孕到死亡，结构和功能相辅相成——这也造就了现代生活方式中不可避免的功能失调的恶性循环。

以下是三个关键因素。

- 婴儿时期建立的初级模式
- 模式错误，代偿发生
- 错误模式的重复，导致代偿愈演愈烈

我们早年习得的稳定性

从受精卵到婴儿期，人类的身体—心灵连接和学习能力是发展得最快的阶段。新生儿在短短几个月内就可以从无助到学会爬行。在你发现之前，他们已经学会了站立，在沙发和椅子之间跌跌撞撞，接着学会完全地站立和走路。他们学习的每件事都是新的。毕竟，我们做任何事的第一次也只有一次！如果你有孩子，你就会看到他们第一次站立或第一次触摸草坪时脸上兴奋的表情。

所有孩子在基因中就有发育反射机制的程序，这些反射是重要的基础和标志，以供他们大脑内的神经元建立连接，并为身体的有效运动打下基础。婴儿在子宫中看似随意的一个动作，会在出生后的成长发育阶段继续进行，并建立起为这个婴儿日后的所有运动所用的神经系统中的"高速公路"。这些"高速公路"就叫作神经通路，它们将相距较远的大脑和外周神经系统彼此连接起来。

神经元、神经通路、突触和脑可塑性是大脑早期发育的关键因素。实验胚胎学的新领域进一步确认了生命早期的环境和营养对于整个生命周期中基因功能的影响。一个在早年被剥夺了触摸和爱的体验的婴儿，其某些基因的功能会受到灾难性的影响，随着婴儿的成长，其方方面面都会受到影响，包括智力水平以及压力管理等。

在我和高水平运动员共事的这些年里，我经常问他们为什么能达到如此高的运动水平。大多数人都回避了这个问题，但最终很多人意识到，如果他们在年轻时击出了一个本垒打或赢得了一场比赛时得到了表扬和承认，他们就有可能更努力地去取得更大的成就，以获得更多的表扬。

原始模式

没有人教婴儿如何走路，就像没有鸟妈妈教雏鸟如何飞翔一样。动物生来就要运动，它们会持续地尝试直到达成目标。对婴儿来说，挣扎直立的最终目的是"获得某物"，无论某物是来自他们的父母的奖励还是一个诱人的、闪闪发光的东西。为了做到这件事，他们必须建立起自己的重心——骨盆——在直立姿势下的位置联系。当他们爬行时，身体重心相对靠近肚脐。在他们能够爬行之前，婴儿笔直的脊柱必须发育形成必要的生理曲线，以支撑一个相对大的头部稳定在小小的、不稳定的结构上，也就是颈椎上。接着，来到四足阶段，他们学会弯腰，进行腹部的训练；他们伸出腿和手，像超人起飞一样，利用背部的伸肌群，使他们能够摇晃起身，最终向前或向后移动。

人体的头部要远远大于且重于足部，而对婴儿来说，头部通常比肋部还要重。他们小小的身体如何去支撑这么重的头部呢？答案是通过神经反射和稳定性机制。

在这些神经通路中有原始反射、直立反应、平衡反应和其他神经机制，使我们最终在直立姿势下高效地运动。原始反射是我们对重复性刺激做出反应时产生的基础运动模式。当妈妈向她的宝宝伸出手臂时，宝宝会回以同样的动作，几乎没有变化。一些原始反射在子宫中已经发育形成。保持平衡的姿势反射和运动反应在婴儿期逐渐得到发育。随着重力作用于新生儿，其他的反射和反应在整个婴儿期得以继续发育。

爬行和走路之间的阶段经常被忽略，但它其实是一个从四足到站立和两脚行走的重要过渡期。当蹒跚学步时，婴儿学会了在直立姿势下控制躯干的方法。他们开始形成自己的原始运动程序。在学步后期，逐渐掌握了技巧，但他们完成一个任务的时候仍然会用到多种不同的控制模式。他们开始学会控制活动的角度，以刚好的手部活动去完成任务——"拿到想要的东西"——那个有趣的玩具，或是走向妈妈和爸爸。

等到了 2 岁，这些反射和机制已经嵌入了他们的身体。如果这些反射、反应和稳定系统的建立适当，现在他们已经具备了神经力量。身体将这些通路整合为人体六大基础功能运动模式，它们共同创造出我们习以为常的动态动作和功能性动作，例如被称作步态的走路模式。这六大基础功能运动是：

- 屈曲：弯折的动作，或使身体的两个部位间角度减小的动作。
- 伸展：与屈曲相反的动作，或叫伸直运动，使身体的两个部位之间的角度增大的动作。
- 旋转：身体的一部分绕长轴做旋转动作。内旋是将身体靠近中线的活动；外旋是将身体远离中线的活动。
- 外展：一侧肢体远离躯干的活动。
- 内收：一侧肢体靠近躯干的活动。
- 侧屈：向一侧弯折；也叫作外侧屈。

这些基础的功能性动作逐渐向更精细的动作转化，例如，球窝关节的回旋运动发生在肩关节和髋关节；上升和下沉发生在肩胛的动作中；旋前和旋后发生在前臂和足部；背屈和趾屈发生在踝关节；还有内翻和外翻，指足部环绕其长轴所做的动作。这些特殊的动作更加复杂，衍生于基础的功能性动作。

当六大基础功能运动模式共同工作，它们会创造出初级运动模式，例如，步态、深蹲、弓箭步、拉、推、压和扭转。正是这些组合动作让我们能够仰卧、俯卧，从爬行到蠕动再到走路等。我们的目标是在每次活动的时候尽可能多的用到这些初级模式。

当你想要拿起杯子时，大脑并不能像你呼叫朋友一样使肱二头肌发力。运动模式在你的大脑前额叶中就像管弦乐团一样。信号自负责协调和计划的运动神经前部区域起始，末端位于初级运动皮质，在这里信息被传递到脊髓和外周神经以收缩肌肉和活动关节。重复一个动作足够多的次数，你的身体就会形成固定的模式，所以你就可以用同样的方式重复同一个动作。这就是网球运动员在发球方面达到日益精进的秘诀——练习！

你曾经见过小婴儿第一次学会翻身或第一次四肢着地吗？他们欢快地来回摇摆，好像他们刚刚发现了一些深奥的东西。父母越是鼓励他们，他们就会越积极地重复这个动作。在我们还是婴儿的时候，我们也知道当得到奖赏时，应该重复这个行为。这就是原始模式形成的过程。开始收集和整理信息，并将这些信息放入数据库，这个过程就叫作神经塑造。换句话说，就是同时激活的神经绑定在一起。

随着大脑的连接不断加强，小脑这样的区域也会发展出通往大脑中涉及记忆、注意力、情感和空间感知的部分的通路。现在运动基本上变成了一种记忆；你不断重复并变得擅长。有趣的是，我们大脑中处理运动的部分也处理学习和行为。学习是获取知识的能力，而记忆是保留和储存知识的能力。

观察婴儿蹲下来捡地板上的东西。他们可以使用精确、清晰的神经通路来移动每个关节——蹲下，拿起玩具，然后再站起来。然而，随着年龄的增长，他会走捷径来捡起这些东西——保持膝盖伸直的同时，弯曲髋关节。在两岁之后模仿父母，似乎就能推翻这些曾经毫不费力就能做到的那些聪明而又动态的模式。

从爬行到走路，取决于大脑的原始模式和运动程序的组织形式。一旦大脑皮层发育完善且父母给予正确的引导，儿童就会发展更加复杂的运动，如跑步或投球。

从基本的模式到复杂的、系列性的动作，从出生到大约 2 岁，我们建立起一个认知性选择，它塑造了我们的身体和心理行为。姿势成为模式和习惯，模式和习惯形成运动，运动形成动态功能。

想想你的反射和神经系统机制，例如字母表中的字母；你需要根据这些字母创建单词。就像跳过字母会导致单词拼写错误一样，在你很小的时候如果缺失了一些发展阶段或里程碑，可能会给你一生的感知、移动、感觉和思考方式带来限制和困难。这就是通信故障。

大脑神经模式就像文件柜一样

通过以下比喻，可以轻松地了解原始模式的重要性以及它们如何受到日常生活、重复和代偿的影响。刚拿到一个崭新的文件柜，然后你跑到办公用品店购买带有颜色编码的文件夹和标签制作器，以便一切都处于完美状态。你将需要归档的所有东西，例如煤气费、电费和水费单，都放在各自的文件夹中。实用文件用红色进行颜色编码，每个实用文件都有自己单独的文件夹。例如，家庭装修和说明手册位于蓝色文件夹中。将所有内容都加上标签，保证这些文件井井有条。

这就好比我们从出生到 2 岁之间的发展过程。基本的神经通路和原始模式让我们站立。我们的大脑对这些微小的细节进行颜色编码，然后为每一个动态运动创建一个"文件夹"。对于需要屈曲的动作，我们创建一个蓝色的文件夹，对于需要伸展的动作，我们创建一个红色的文件夹，以此类推。

但是随着婴儿成长为幼儿，他们开始学习他们所看到的父母的行为，并模仿这些动作。那个像猴子一样蹲下来捡玩具的婴儿，当他看到爸爸通过弯腰、臀部抬高且伸直膝盖捡起一本书时，突然间，下蹲文件夹和弓步文件夹混合在了一起。孩子的大脑就会出现这样一个想法，爸爸拿起那本书比我拿起玩具快得多。现在，孩子负责深蹲的程序展现出根本不像是深蹲的动作。

文件柜中的子文件夹开始压缩。例如，所有的煤气费、电费和水费单最终都存放在一个公用程序文件夹中。随着时间的流逝，不同类别的文件夹甚至也会放在一起。红色实用程序文件夹和蓝色家装文件夹以某种方式合并在一起，变成一个紫色文件夹。这样，我们就有了一些蓝色、红色和紫色的文件夹。我们出色的归档系统慢慢陷入了混乱。

虽然目录看起来是相似的，但实际上是不同的。运动也是一样的道理。将膝盖抬到胸前是髋部屈曲，而弯腰捡起一支铅笔也是髋部屈曲。但是它们明显是不同的。所以突然间出现了错误的模式——我们总是将胸腔靠近膝盖，而不是将膝盖靠近胸腔。这些错误模式重复足够多的次数，所有的独立文件夹慢慢形成一个大文件夹，从而形成了更多的错误模式。

年龄越大，需要去存储的文件就越多。如果不清理文件柜，它就不能装东西了。有时候，我们只是打开文件柜随意地放进一些文件，并且告诉自己随后会整理。这就是为什么运动模式会变得混乱，且最终导致关节损伤。

不再使用的路径将被丢弃。从科学上讲，这被称为突触修剪，它是大脑删除不再必要或不再有用的神经连接，同时增强我们最常用的神经连接的方式。如我们所见，在小的时候，我们通过弯曲脚踝、膝盖、髋关节和腰部关节，蹲下来捡起地板上的东西。但是随着年龄的增长，我们开发了捷径，通过简单地弯曲髋关节并弯腰向下来捡起地板上的东西。虽然只弯曲一个关节似乎更快更有效，但却付出了昂贵的代价——影响了我们的腰背和膝盖以及拉伤了我们大腿后侧的肌肉（如腘绳肌）。我们都忘记了我们可以蹲下并活动这些关节，直到有人要求我们这样做，我们才意识到我们不能再使用捷径完成动作。

我们的大脑如何进行突触修剪取决于我们的生活经验以及最近使用的神经连接的方式。同样的道理，由于使用不足而变得脆弱的细胞会逐渐死亡，这一过程被称为细胞凋亡。通常，神经可塑性是大脑调节自身效率的一种方式。这是棒球运动员能够成为出色的击球手的原因，同时也是运动控制不佳和思想病毒存在的原因。

神经可塑性的过程不是一个快速或简单的过程。相反，它在我们的一生中都会发生，并且可能涉及许多其他的过程。除了改变我们的神经突触（允许神经元传递电信号或化学信号的结构）外，神经可塑性还是一种内在的基础神经生理学成分，可以促进我们的骨骼、神经元、血管组织以及围绕神经元并为神经元提供支撑和绝缘作用的淋巴细胞和神经胶质细胞的改变。

因此，想象一下改变神经通路会引起的广泛问题，例如，抑制血液流动、排泄，以及抑制与运动、消化和功能的基本联系。

最大的问题是，当你切断良好的通路并形成代偿时，也就是说，当你弯腰时，原本应该提供稳定性和运动便利性的主要肌肉和机制无法被正常激活。你的背部会突然痉挛。医生会给你开镇痛药以掩盖疼痛，但你不知道造成疼痛的根本原因不是肌肉问题，而是你的原始模式不正常。这种功能紊乱的灰色区域仍继续存在，一旦疼痛被治愈，你就会再次受伤。就像我们的文件柜一样，有时我们只是打开文件柜，在里面堆放文件，然后完全不去归档。我们忘记了，曾经我们乐于将文件整理得井井有条。

疼痛生理学的一个不幸的方面是，疼痛持续的时间越长，就越容易感觉到疼痛。这是一种被称为长期增强作用的基本的神经过程的结果，这意味着大脑使用某种神经通路的次数越多，就越容易再次激活该通路。这就像雪橇在雪地上刻出一条凹槽一样，沿着相同的路径走得越多，就越容易掉入相同的凹槽，且越快到达山底。这与我们学习习惯和发展技能的过程是一样的。

幸运的是，正如你在本书中所看到的那样，一旦稳定的原始路径被启动并重新整合，你就可以轻松地重新设计你的原始运动模式。这是恢复高效、无痛的运动，增强性能和改善健康所缺失的环节。

▶ 什么导致了代偿——都是重复惹的祸

代偿的开始

当我们所有的反射、反应、反馈以及原始运动模式都被激活时，从儿童到成年，身体、情感和认知的增长都会得到很好的支持。然而，更为典型的是，许多因素会影响这种发展并导致终身问题，这些问题通常被视为症状，因为大多数医生并不在意找出导致我们功能障碍的原因。他们不做预防，只做治疗，而且大多数都是基于症状的治疗。

例如，当你感到背部疼痛时，医生希望帮助你缓解。如果他们诊断出你疼痛的病因或找到治疗方法，他们就可以帮助你缓解。但是，仅仅因为他们发现你有腰椎间盘突出，并不能意味着这就是你目前背痛的原因。医生不一定了解神经可塑性或大脑功能。他们中的大多数人没有意识到运动反射和自我保护反应可能会因儿童时期发生的创伤性事件而受到干扰。这些发育障碍可能是导致成年后问题发生的根本原因，从我们对事物或人产生和保持健康依恋的能力，到我们对巨响或当前创伤事件的反应。尽管心理学家认识到我们的过去会影响我们今天的学习和生活，但他们并没有研究神经可塑性。

更宏观地讲，生活只会对韧性和适应性产生阻碍。二十一世纪社会的巨大压力对我们的原始神经通路和原始运动模式造成了障碍。这些障碍使我们的身体在运动方式上产生代偿，从而加速了从关节痛到神经系统或情感障碍的全身性问题。

代偿是人体的一种维稳和保护方式——你不知道它正在发生。这让你可以承受活动所需的关节周围的累积压力。这是什么原因造成的呢？人体的自然倾向是走阻力最小的路径，无论是运动还是其他的事情，无论是有意识的还是无意识的。

阻力最小的路径和非随意性身体捷径

如果你住在郊区，每天早晨必须开车去市中心工作，你就会知道高速公路是到达市中心最快的方式——前提是没有交通拥堵。你查看导航地图并发现高速公路有些拥堵，那你该怎么办？走小路到市中心花费相同的时间，这样依然可以准时上班，但是你却没有采取最直接的路线。你可能会遇到更多的交通信号灯或转弯，并且可能会消耗更多的汽油，但是只要你能准时上班，你就会对选择了这条阻力最小的道路感到满意。当高速公路没有发生交通拥堵时，你按习惯仍然走小路到达市中心。一段时间后，你总是会选择走小路到市中心。你就再也不会走高速公路了。

正如你在日常生活中创建快捷方式以节省时间和精力一样，你的神经系统也可以做同样的事情。它会绕道而行，绕过路障。我称之为非随意性身体捷径；就像你在高速公路上堵车而选择走小路一样。你的神经系统采取的捷径可能不是最直接的途径，但它仍然可以带你到达你想去的地方。但是，如果你无法消除累积压力，随着时间的流逝，小路会成为常规路线，从而降低了出行的稳定性。你的身体会变得筋疲力尽，你的油箱经常是空的。

实际上，神经系统所走的弯路会产生代偿路径来执行运动。你的神经元通路就像高速公路一样。如果那条高速公路上的某些路线不再被使用（例如，因为交通拥堵而没有走高速公路上班），你的大脑就会设置一个绕行标志，表示不再使用这条通路。你的大脑采取非随意性身体捷径的次数越多——即使它不是最佳和最直接的路径，捷径也会变得越根深蒂固，你的大脑就会常利用它来完成运动。

问题是，当你的大脑修剪好路径，随着时间的流逝，你不得不通过代偿去运动。大脑患有运动性健忘症。如果你习惯以某种方式运动，然后又想恢复一条适当的稳定路径，那么你的大脑就会在想，嘿，这是什么？我们不能只走捷径吗？太累了！

这似乎没什么大不了，但是为了维持神经系统通路和关节运动效率，随着时间的推移，这变得很重要。非随意性身体捷径会导致慢性代偿和错位，从而降低性能和效率，并增加肌肉和关节受伤的风险。最终，这就是导致运动员无法参加比赛的原因，也是很多人停止日常锻炼的原因，因为这会导致支撑和环绕关节的重要结缔组织产生不必要的压力和磨损。

当适当的路径被捷径代替时，你仍然可以创建动作，但是效率较低且不稳定。例如，如果使用捷径将手臂举到头顶，在到达终点之前你就耸肩，但你可能不会注意到肩带的微妙位移。实际上，如果一个人在网球比赛中使用非随意性身体捷径，你甚至可能看不出。

想象一下，如果网球运动员继续对这种情况一无所知，这会对他们的发球产生怎样的影响。他们可能会击中球，但会失去精度和力量，最终引起肩颈问题。捷径会导致慢性代偿和错位，弹性和效率降低，性能降低，肌肉和关节受伤的风险升高。

如果运动时序和运动模式不正确，关节就无法很好地运动。神经系统的稳定性和控制能力有缺陷时，将无法提高网球挥拍的准确性。练习挥杆动作只会使运动员变得更强壮，但会导致功能失调，并且神经系统仍然不稳定，运动员会更擅长管理捷径，但从长远来看，最终会遇到更多的问题，这些问题可能看起来与挥手臂的动作无关。

这是运动员所不知道的，但是它可以在运动员走上职业生涯之前就结束他们的职业生涯。在某些方面，筋膜的显著特性使运动员更容易受伤，因为他们在运动时对身体的要求明显高于那些在办公桌前工作或下班后去健身房以及完全不运动的人群对身体的要求。作为一个优秀的运动员，技巧或能力不是最重要的；稳定的能力以及克服和修复出现的问题的能力才是最核心的，这使得运动员能够继续保持较高水平的表现。

这也是为什么很多运动员职业生涯短的原因。他们达到顶峰后遭受了无法治愈的伤害。他们休息不够，恢复不够，他们不明白，除非他们花时间重新整合并重新规划正确的神经通路，否则所有造成伤害的重复性动作都会使情况变得更糟。与我合作的大多数运动员都有很多代偿模式，他们的身体就像打了补丁一样。然而，他们只需要花费几周的时间就可以为神经系统稳定性打下坚实的基础——只要他们坚持自己的 MELT 运动疗法，神经稳定性就会保持。我们有些人虽不是精英运动员，但内心有一个战士在等待复活，即使我们的重复动作就是整天坐在办公桌前，MELT 运动疗法也可以使我们的身心得到提升。当我们感到有韧性时，我们就想运动——我们为运动而兴奋。

是时候让你内心的战士站起来了，给你的内在精神一些关注。你是强壮的。你是有力量的。我希望帮助你成为最好的自己，不让疼痛或压力成为阻碍。当我说到帮助你提升表现时，指的就是你生命的韧性。

"不能教老狗新把戏"的说法并不正确。你完全可以学习新事物——只是需要更多的精神专注力、意志力和目的性。实际上，MELT 运动疗法会让你知道，你甚至并不是在学习新事物；相反，你只是在找回最初的状态，重拾正确的稳定性。

我会在下一章中详细地讲述我自己的故事，但现在，重要的是理解虽然不是所有的疼痛都一样，但感知疼痛的能力都来自我们的大脑。我们的感觉系统可以侦测到组织中的变化，以此来提醒我们的大脑身体的改变。这被称作伤害性感受。如果大脑将这类信息解读为威胁，我们就会感觉到疼痛；但是如果大脑不将它识别为威胁，我们就不会感觉到疼痛。换句话说，我们可能有伤害性感受但感受不到疼痛，同样，大脑也可以向没有伤害性感受的区域发送疼痛反馈。这个简单的事实说明了疼痛既是一种感觉信号同时也是一种情感体验。

▶ 福祸并行的"重复"

是什么使得代偿如此深刻地存在于我们的神经网络之中？有一个非常简单的解释：重复。

大多数人都曾无数次地训练大脑创造和利用错误的运动模式。这是什么原因导致的？日常生活——多年重复的姿势、运动以及情绪。就像我在介绍中提到的，无论我们是重复练习一个高尔夫动作还是重复坐在办公桌前的姿势，重复都会导致累积压力。我们越多地重复一个错误的动作或姿势，结缔组织的完整性受到的挑战就越大。"重复"是所有的运动和功能的福也是祸。

运动表现更大的问题是重复的累积压力影响着我们的神经稳定性和控制系统。当稳定性下降，代偿就开始了。

谈到稳定性，时序是最关键的——但不是你想的那样。稳定性的发挥不在你的意识控制中，甚至是在你开始活动之前。但多亏了"重复"，你的神经系统在你开始活动之前就进行了预判，直到动作结束它都一直起到了激活稳定脊柱、骨盆和肩带的神经通路的作用。

▶ 神经力量会重塑你的通路

如上所述，肌肉力量不等同于神经力量。作为一个成年人，如果你已经以一种方式重复了一个动作成百上千次，你会发现很难去打破原有的习惯。首先你要消除错误的模式并且重新建立一个坚实的基础，否则正确的训练也无法为你建立神经稳定性。

在第二部分你会学习如何去做。你将学习如何教会你的神经系统重整运动反馈和关节稳定性的正确时序，然后以一种全新的方式重塑你的运动模式。一旦你知道了要怎么做，重复就不会再成为你的绊脚石。相反，你可以摆脱恐惧和损伤来训练，并且可以在不对你造成影响的情况下重复一个运动，让你想要更努力地训练。

神经力量将剔除那些错误的捷径并使你回归正确的神经稳定性通路。就像《星球大战》中，卢克·天行者和欧比·旺·克诺比被突击队拦住时的绝地思维技巧一样。欧比·旺影响了突击队的思维和潜意识，并建议说："这里没有你们要找的机器人。"我会向你展示如何用绝地思维技巧改变你的大脑，让思维重获对身体的控制，使大脑脱离非随意性身体控制捷径。

与其说是修剪好的通路以适应代偿通路下的捷径，不如说是要消除旧的、错误的模式。我将教你如何重塑正确的路线，以恢复最有效、最直接的通路——无论你做什么动作。这将提高你的控制能力、稳定性、力量、速度和敏捷性，且不会带来任何不利影响。

你所有的运动都会变得更加容易，运动表现会越来越好，身体也会越来越健康。你能够更长久地保护关节，大脑也会以不同的方式被唤醒。

2

神经力量如何改善你的运动表现、消除疼痛并为整体健康注入活力

神经力量将重塑你的错误模式以提升你的运动表现。它将会帮助你预防重复的应力性损伤，减少和预防疼痛，提升整体健康，调节压力水平，修复细胞，提高身体的韧性以及延长寿命。它还会对你的情绪产生深远的影响（详见第 3 章）。

▶ 运用神经力量来提升运动表现以及预防损伤

正如我说过的，重复是运动表现的福也是祸。假设你想要为马拉松比赛做准备。你会做什么呢？跑步？除了跑步还是跑步，因为无尽的重复会造成结缔组织退化，而这会让你的关节失稳，神经系统代偿，造成疼痛，进一步导致跑步时间缩短，这时你如果想要克服疼痛继续跑下去，你将再也无法跑步了。

如果你不是职业运动员，损伤是令人痛苦和烦躁的，但它不会影响你的职业生涯。对职业运动员来说，伤病使他们失去动力，失去与团队在一起的时间，通常还会让他们失去所有短期成果。这让他们觉得他们需要更加努力地训练，也扰乱了他们的思绪。因为他们会开始自责，认为自己再也无法复出或取胜了。他们知道，更年轻、更强壮、更具竞争力的运动员正在排队取代他们的位置。而他们却不知道 MELT 运动疗法可以让他们延续数十年的职业生涯，

而不是在短短几年或一场毁灭性损伤之后就结束了职业生涯。

我对于健身行业有一个不满，那就是人们有一种先入为主的想法，认为锻炼可以"解决"他们存在的所有问题。他们告诉自己：我体型太差了；我太胖了；我背痛；我找一个同伴一起去健身房，恢复之前的体型就会好多了。然后他们开始健身，甚至雇教练来带他们做几次训练；但是如果他们不知道神经力量，他们只会得到一具更加强壮但更加失调的身体。他们使本就压力过剩的神经系统承担了更多压力来获取控制力，而他们所取得的成果只是如何更好地处理他们的功能失调。他们受伤后会停止训练，过后又会开始一次又一次的循环。

事实上，身体的功能失调积累起来会降低运动表现且增加损伤。有的人从不参加任何体育运动，而有的人可以成为精英运动员或高水平运动员。而大部分人在这两者间，尤其是那些像我这样的人，一天之中一半的时间坐在办公桌前，另一半时间进行活动或是锻炼。

这"两者间"的人群是最容易受伤的，因为他们相信在办公桌前坐了一整天之后，去健身房锻炼会消除久坐带来的所有负面影响。我很希望这是真的，但并不是。正如我们所知，结缔组织就像海绵一样，当久坐之后，这块海绵就脱水了。想想蜘蛛网的比喻。结缔组织最主要的作用是保存或储存能量，这样你的肌肉就不会疲劳而且可以持久的工作，这样你就能最大化、最高效率地做你想做的事情。结缔组织完成自己的工作需要灵活性和适应性。如果你整天坐着，结缔组织就会适应，这样你就可以久坐而不增加肌肉的压力。时间久了，它就可以很好地适应"坐"且效率很高。

久坐的问题在于，它使支撑脊柱的肌肉和筋膜处于张力之中，而大腿后侧处于挤压之中。如果在你回到直立姿势的时候背部和膝盖感到僵硬，你感受到的就是结缔组织的适应性以及它的脱水和筋膜支撑能力下降。如果筋膜失去了它的弹性和适应性，身体和神经层面的稳定性和功能就会下降。肌肉也会适应，变得缩短或延长，因此在活动时受到限制，变得虚弱或迟钝。所以当你站起来走动时，你的身体仿佛在说："嘿！等等。我以为你想好好坐着呢。现在你想起身去健身房锻炼？我不确定我是否准备好让你活动了。"把这想象成运动失忆吧。肌肉会忘记它们需要工作。而你忽略了这些仍去了健身房锻炼，你感觉不错——好像不错。也许你的健身过程并不流畅完美，而你的精力也不是那么充沛；但你还是让自己去了健身房，在心理上你觉得你为自己的身体做了件好事。

　　但是当你回到家，你会做什么呢？立马坐到餐桌前吃晚餐，或是在写字桌前做一些工作，或是倒在沙发上看电视。当准备睡觉时，你发现你的背部有些僵硬，但你认为是因为你今天健身了。没有付出就没有收获，对吧？不对！如果你像许多人那样吃一片缓痛药或助眠药，那你实际上给你的神经系统在睡前制造了更多的障碍。你以为你感觉到的酸痛或疼痛是健康生活的证明——但这其实是你的身体向你发送的求救信号。

　　于我而言，久坐一天后是最不合适去健身的时候，尤其当你因为时间不充足跳过了热身环节——你会因此而受伤。但损伤并不只是因为省略了热身环节。还有冲动和期望驱使着你，而积累在神经系统中的压力你却没有真正意识到。简言之，你在身体没有准备充分的情况下去做了你一厢情愿的事情。

　　当你不知道你的结缔组织正在失去弹性时，运动便无从谈起。这正是导致神经系统以错误的方式代偿的原因。这是一种很快发生的神经失衡。幸运的是，MELT 可以教你解决这一问题的方法，而且 MELT 就是被设计出来恢复你筋膜系统的弹性以及提高神经效率的。这是你能找到的最好的健身系统。筋膜创造了具有支持性的环境，就像一个灵活的脚手架，使肌肉与肌肉相连，骨骼"漂浮"其中，使它们之间的空间以及关节保持稳定。这使得每一个细胞、神经、肌肉和器官和谐地发挥各自的功能，且更加高效。通过 MELT 运动疗法，可以将大脑的注意力从活动什么转移到稳定什么。接着就可以重新整合、塑造理想的神经通路，以提高关节排列，优化肌肉启动时序，预防损伤发生。

　　你将会在第二部分看到，一旦你开始做 MELT 运动疗法，你会立即感觉到你的骨骼排列和姿势的变化，你会感觉到自己变强壮了。刚开始的时候，你可以每周进行三次 MELT 运动疗法训练，每天只需要 10～15 分钟。一段时间之后，你可以只在需要康复时或是训练日进行 MELT 日常训练来减少损伤的风险。从一侧的髋关节稳定技巧训练开始，再到出门跑步。如果你是竞技型运动员，最好在训练日做 MELT 运动疗法，而不是在比赛日做，因为比赛日你更关注竞争和夺冠而不是运动和稳定性本身。恢复感觉运动系统最重要的方面是在运动过程中进行。虽然，这似乎是常识，许多受伤的运动员没有遵循这一条简单的真理：每一瞬间都是竞技。而获得一项技能，是需要专注和重复的。

▶ 疼痛既是一种感觉输入也是一种情绪体验

作为一名竞技运动员，我曾遭受过骨折（十个脚趾里面有七个骨折）、踝关节扭伤、挫伤、在对抗性运动中身体受到冲击等情况。我还曾遭遇过自行车事故、摔下楼梯、脑震荡以及车祸等所有你能想到的意外。大多数人都经历过事故、疾病、运动损伤或是应力性损伤；所有人都有因日常生活造成的组织疼痛，这些问题会迅速地占领我们的生活。

疼痛并不是大多数人想要讨论的话题。事实上，大多数人要么会忽视它，要么会去看医生——而看医生令人丢脸，因为这看起来好像我们对自己的健康大惊小怪。但实际上，我们对疼痛经常不在意，我们的处理方式就是忍耐。二十年来，我一直在研究疼痛以及如何消除疼痛的问题，我认识到疼痛的真正问题在于我们缺少对疼痛信号的认识。

疼痛是神经系统的一个重要功能——一个提醒我们潜在的或真实存在的问题和损伤的内在警钟。疼痛的复杂性是深远的，因为它既涉及感觉输入又涉及情绪体验，既是过往的又是现在的，而且它们极易被我们从对疼痛的记忆、信仰、恐惧或是焦虑中唤醒。这么多年来，除了见证了上千位患者的疼痛之外，我还从痛苦的个人经验中了解了疼痛。

我将在下一章详细讲述我个人的故事，但现在很重要的是理解疼痛既是感觉输入也是情绪体验。过去的损伤和情感创伤在我们如何感知疼痛中扮演了重要的角色。恐惧和焦虑也在疼痛感知和传递中起着重要作用。这个过程是复杂的，它由我们的反应、促进和抑制交互调节，而不受我们的意识控制。我曾有一个患者，他因肩痛来寻求治疗，但他的疼痛实际上是由胆囊手术后横膈膜受到刺激造成的。因为这位患者的肩痛在手术一年后出现，所以这不被认为是他身体已遭受的创伤的副作用。

当讲到疼痛体验时，你并不孤单。数百万人遭受着各种原因引起的疼痛。但通常治疗疼痛的方式令人沮丧。人们去看医生，医生会告诉他们所开的药物要经过数周才能奏效，更不用说，这种药物可能需要使用数年并且存在一大堆副作用，他们点头说"好的"，吃了药之后仍要经过一段时间才有效果。大多数人都意识不到他们可以向手法治疗师寻求止痛的方法或是去参加一些课程，让他们的身体能够经历一个更加自然的恢复过程，长期有效且没有副作用。但是他们不想这么做。我们和医疗工作者一样都是现代医学的受害者。我们都在等待着一个快速复原配方。许多人认为治疗师应该在一次治疗中立即解决问题，最好是在接受治疗后的一小时内看到效果。但他们忘记了，自我保健永远是最好的保健系统。

每次我和一队运动员共事时都会看到这种情况。当我问他们谁患有慢性疼痛时，没有人举手。但是如果我问："所以你们当中有没有人曾受伤，或是因为肌肉和关节问题而没能达到最佳表现？"这时候每个人都会举手，我会了解到很多细节。所以我意识到我必须重新定义疼痛或者以运动员们能够理解的方式去提问。使用"酸痛"或是"僵硬"比"疼痛"更好。但无论你怎么称呼它，结缔组织中的黏性压力都是使你产生这种感觉的原因。

对于疼痛的讨论有一个问题：在两个传统的类别中有许多类型和不同程度的疼痛，最典型的分类是急性疼痛和慢性疼痛。急性疼痛通常被认为是由创伤事件或意外导致的。例如，被车撞、摔下楼梯、被绊倒、被房间的门撞到头或切东西时割到手指等。你十分清楚这类疼痛的起因。当你遭受急性创伤时，疼痛和炎症是愈合过程中的一部分。疼痛是大脑引起你注意的一种方式，它想让你注意到这个被它识别为潜在威胁的刺激。

慢性疼痛则被认为是由基因引起的或是由慢性疾病引起的永久性组织损伤，如糖尿病、骨关节炎和哮喘等。这些情况会造成轻度的炎症，这是该疾病的副作用，而不是愈合过程。然而，有时候疼痛并没有任何特别的原因，没有任何组织损坏，通常难以解释且对药物或治疗具有耐受性。

创伤事件造成的疼痛是身体用来保护你免受活动带来的损伤的一种方式，而慢性疼痛很少是预防性的。它通常是另一问题的副作用。糖尿病患者的神经病变（神经麻木或无力）会导致小腿疼痛。并不是糖尿病本身导致了小腿疼痛，而是神经病变导致的。

还有一种慢性疼痛的亚型，我称之为"突发性慢性疼痛"。这种疼痛往往是突然出现的，但并不是由特定的创伤导致的，即使它带来的不适感不亚于急性疼痛。你弯腰捡起一支铅笔，后背突然拱出让你动弹不得。弯腰捡铅笔并不是创伤事件。相反，是积累的压力导致了突发性慢性疼痛。

急性疼痛是神经系统被激活的正常感觉，以警示你可能受伤，要保护好自身；慢性疼痛则不同。慢性疼痛会持续存在。疼痛信号会在神经系统中持续数周、数月甚至数年。可能有一个原始的创伤——手术、严重的感染——或是有个持续的疼痛原因——关节炎、肿瘤——但有些人在从未有过受伤史或身体从未遭受过明显损害的情况下经历着慢性疼痛。许多慢性疼痛会影响中年人。常见的慢性疼痛包括头痛、下背痛、肌肉痛、关节痛和神经源性疼痛（外周神经或中枢神经损伤导致的疼痛），以及心源性疼痛（不是由于过往疾病或神经系统的损伤导致的疼痛）。它可能导致了我们的神经电化学系统混乱，造成了炎症反应，与我们的自然愈合系统相冲突。

慢性疼痛通常有疼痛前的信号，如一个或多个关节的酸痛或僵硬，或健身后持续数天的肌肉疲劳或酸痛。这可能会导致其他更明显的症状，如上肢的一种微小的刺痛感或是早上起床时背部的阵痛。然而，这一类疼痛在你开始活动后、适应后或是当你不再注意时就慢慢消失了。基本上，我们会忽视疼痛前信号，因为我们觉得它们是正常的。尤其是运动员，他们会训练自己对疼痛免疫。他们学会降低疼痛的声音，熄灭疼痛的火苗，不让疼痛阻碍他们的训练——直到疼痛变得十分严重。通常到了这个时候，损伤已经十分严重了。

大脑的疼痛游戏

当你处于疼痛之中，你必须承认疼痛的存在且试着去寻找它的根源。你是否看过橄榄球运动员在一次漂亮的触底得分后倒下？他的所有队友都会跑过来压在他身上。我会想，这难道不痛吗？大概是不痛的，因为橄榄球运动员已经对摔倒习以为常了，而他们体内此刻分泌的肾上腺素也使他们感觉不到疼痛。这个触底得分的队员随后便站起来，甩甩身体，立马就重返比赛了。他什么也感觉不到。这是因为疼痛本身是大脑的反应。是大脑的疼痛游戏。大脑认为如果疼痛无法救你或是保护你——如一个冲浪的人被鲨鱼袭击，然后游回海岸，直到她意识到自己安全了之后她才开始感觉疼痛——因为肾上腺素一直在分泌，掩盖了疼痛。如果这个冲浪者沉溺在疼痛中，她就会淹死。所以大脑关闭了疼痛反应直到它知道身体已经脱离了险境。

换句话说，如果疼痛会影响你眼下的生存，那么你很可能感受不到它。

在我就读解剖学硕士学位时，我学到的是大部分的本体感觉细胞位于肌肉中，它们接受身体内部的刺激信号，反馈关节的位置和运动情况。这是不对的。实际上筋膜中的感受器是肌肉中的十倍之多。我们需要意识到这一点，因为来自本体感受器的信息需要通过感觉神经末梢。浅筋膜是附着于我们皮下的一层组织，它至关重要，因为数以百万计的感觉神经末梢存在其中。

这是为什么 MELT 运动疗法是一个游戏规则改写者。通过 MELT 运动疗法的动作和逻辑，你不仅能给你的筋膜它所需要的保护，还能将错误的神经模式重新编程，这些错误的神经模式因为日常的重复动作而成为问题的最原始来源。

更好的是，新的模式会立即起效。我喜欢和运动员们共事的一个原因是，他们对自己做 MELT 运动疗法的信仰。我跟进他们的情况，他们问我问题，如果他们对于某一个特定的动作有疑问，我会和他们一起解决。两周后，他们就很少会因为疼痛已经消失而继续了；但是我告诉他们再等等，因为现在疼痛等级已经降低了，是时候去恢复最佳的功能、运动模式和关节稳定性了。这只需要再花上一周的时间。一旦我带他们走到了这一步，我就可以给他们一个全新的阶段，使他们可以回到他们运动所需的重复训练中。在重回重复训练前建立更好的稳定通路，给身体更好的精确性。

在我工作中令人满意的方面之一是看到这个过程十分快速地奏效。它只需花费很少的时间就可以消除数年甚或数十年的损害。人们踏上了疼痛这趟列车，而他们下车时脸上都带着"哇哦！我已经感觉好多了！"的表情。我告诉他们坚持做他们所学到的。真正令他们改变的是——他们感觉到 MELT 起效了。运动来自思维，而意愿创造了行动。

▌利用神经力量来改善你的整体健康

你的大脑十分聪明。它总在寻求阻力最小的路径。为完成它要做的事情，它被设计为找出绕过路障最容易的方式——绕个路，它非常擅长这个。

如果你的神经系统已经筋疲力尽了，它就不会去激励你。相反，它会降低你的代谢并且从不重要的事物中分离能量，例如，头发数量，眼睛里的水分或指甲硬度；因为这些不像心率和充分的呼吸一样威胁着生命。这就是神经系统为重要过程储备能量的方式。但是当你的代谢减缓，废物累积，营养吸收下降时，不仅会加重疼痛，还会加速衰老。你会有更大的概率出现自身免疫问题，营养不良，细胞脱水，以及其他各种健康问题。

这也是为什么人们在经历重压之后往往会生病。压力可能来自工作中的一个大项目，或是照顾一位病重的家庭成员，或是你正为一项 5 千米长跑比赛训练。当你逼自己走出舒适圈，你的免疫系统的反应会告诉你，你需要休息和恢复。你知道为什么吗？因为免疫功能起源于结缔组织。如果正常的细胞进程因结缔组织脱水而无法进行，神经系统就会开始释放促炎性细胞因子，你就会感觉很难受。

这种现象十分普遍，但是如果你去看医生，医生基本上不会向你解释这些，他只会告诉你，"哦！你就是压力太大了。放松点就没事了。"

通过调节结缔组织的功能，重新整合和重塑运动模式，减少代偿，MELT运动疗法会加强你的神经系统在压力调节、修复和消化方面的能力，更不用说你的免疫系统。这是一种超乎想象的高效帮助身体功能达到最佳的方式。

▶ 利用神经力量去调节你的压力等级、细胞修复和消化

从思考到呼吸到消化，一切都与我们的神经系统有关。它控制着我们如何接收、使用和反馈我们一天中每一分钟得到的信息。大部分健身理念背后的科学植根于肌肉解剖学和生理学，主要的关注点在肌肉骨骼系统。但是如果我们想要提升身体的稳定性、功能和运动，神经系统一定是这其中的一个关键元素。没有它，关节压迫、排列不齐和疼痛将成为训练的副作用。所以如果我们能识别出在训练期间身体中的驱动力，我们就能理解这些结果的原因并一步步消灭它们。训练和活动对身体是有好处的，但是方式和方法需要改进。将神经系统纳入考虑范围就是一个起点。

乔伊是怎么摆脱疼痛的

在他来找我寻求帮助之前，乔伊有背痛和右侧膝关节疼痛的症状，因为他的腘绳肌非常紧张。他坚信自己必须拉伸腘绳肌，尤其是右腿，因为他的瑜伽教练和全科医生告诉他，他的腘绳肌特别紧张。

乔伊是一个狂热的室内和室外骑行爱好者，所以这对他来说显而易见，因为他意识到他在大量的骑行之后从未花太多时间做拉伸。于是他开始做瑜伽。在一次做下犬式动作之后（这个动作他每周做两次持续了六个月），他感到自己的右侧臀部出现了"一种拉伤样的烧灼痛感伴随着一小声'嘣'"。他的医生告诉他，他拉伤了骶结节韧带和腘绳肌肌腱——这是将腘绳肌连接于坐骨的支撑性结缔组织。医生将他转诊到物理治疗师那里进行康复训练。几个月后，乔伊感觉好多了，他继续进行两周一次的瑜伽练习。

一年之后，乔伊再次受伤。他的右侧膝关节酸痛，下背痛复发，腘绳肌仍然紧张，但是这一次他的左腿也受了伤。

幸运的是，乔伊发现了我的室内单车课。在一次关于他坐姿的谈话中，我提到了他的背部看起来被代偿了。"巧了，"他说，"我的腘绳肌和背部完全不对劲。你能看出来吗?"我告诉他去看看 MELT 网站，因为 MELT 疗法是他真正所需要的——而不是拉伸。过了一周，他回到我的课上，请求上一节私人课程。

我很快就发现了他问题的根源不是腘绳肌，而是他的骨盆。他的腘绳肌变得适应性缩短，拼尽全力不让他的骶髂关节发生摩擦。骶髂关节是一个形状非常奇怪的关节，它是我们骨盆中名为"髂骨"和"骶骨"连接的关节。骶骨看起来像一个桥形的基石，被韧带和筋膜系统的基础张力包裹其中。他的骶髂关节是有问题的。因为大脑不足以"修复"这个问题，所以它只能适应。它通过抑制感觉运动反馈来保护这个关节。这种适应性缩短使其他肌肉被限制，限制了他的关节活动度。他的神经系统告诉他的腘绳肌去帮助稳定骶髂关节。在不知道导致问题出现的真正原因的情况下，他仅针对紧张的腘绳肌进行了治疗。这减少了保护性反应，增加了损伤的潜在风险。他的腘绳肌可能在短时间内停止疼痛，但是最初导致他的腘绳肌损伤的不稳定性和失衡性并未得到解决。这也是为什么他的疼痛会反复甚至加重。

乔伊和我一起绘制了他的 MELT 导图，来解决他真正的问题。一旦解决了他结缔组织的问题，我们就着重于通过 MELT 运动疗法重新整合他的骨盆稳定性和感觉运动控制。这使得他可以重获关节稳定性以及更好的身体排列对线，消除腘绳肌的拉伤，缓解他的下背痛。这就是奇迹发生的时刻。我们发现他在十二年前的滑板运动中所受的旧伤仍在导致新的问题，而我能帮助他恢复髋关节稳定肌群的正确时序和功能。十二年来，他的膝关节疼痛第一次消失了。

乔伊只和我上了四节课，而他摆脱疼痛花了六周。十二年的疼痛仅用六周就解决了，他第一次做到毫不费力地弯腰触地！

乔伊能够维持自己所做的改变，并且成功加强了重新整合的神经通路和感觉运动系统的正确激活时序。由于他的身体可以保持这种正向的改变，他需要做 MELT 运动疗法的时间更少了。但他坚持每天做 MELT，大多数是在下班回家后看新闻时做 15～20 分钟。

两年后，乔伊不仅可以愉快地练瑜伽，他还参加了两次半程马拉松和一次全程马拉松，而现在他正在为他的第一次铁人三项比赛进行训练。顺便一提，乔伊今年五十六岁了！而他从未感觉如此良好过。

神经系统的基本要素

健康生活的三个要素：

- 健康的神经系统
- 身体产生、利用和维持化学物质以及激素平衡的能力，包括代谢
- 结缔组织的质量和整体情况

我们谈到的与积极、健康和无痛生活有关的神经系统的要素全部都位于自主神经系统内。它的功能是巨大的，超出我们的意识控制外，且对于生命的每一分每一秒都至关重要。这些功能就是：

- 对我们的活动和外部环境的改变的反应
- 调节压力、细胞修复和消化
- 通过激活我们强大的、先天的修复机制来修复身体的所有系统
- 像 GPS 一样监测我们的身体重心，使我们的活动对关节和器官形成最小的挤压

神经系统是如何工作的

"为什么我总是筋疲力尽?"帕蒂问我,"我每天都锻炼,我努力少吃东西;我是说,我坚持做所有正确的事情,为什么我的身体却不配合?我更努力地锻炼,几乎不吃东西反而变胖了。我便秘、腹胀、关节酸痛、无法正常思考。最近我甚至把孩子落在马路上,自己开车走了。我真的有问题。我可能得了早期痴呆。"

这是思想病毒的典型例子,这部分我会在第 3 章讲述。我让帕蒂详细复述一下她的生活。她住在纽约。她有三个孩子,有一份全职工作,她的丈夫经常出差,他们的生活费经常超出预算,而她不得不兼顾孩子们的活动和她自己的工作。帕蒂做着我们大多数人做的事情。我们照顾着自身周围所有的事物除了自己。我们带给自己的压力超过了我们身体自然修复和恢复的能力,所以我们无法以平衡的状态开始新的一天。为什么帕蒂如此疲惫呢?是她的体能没跟上吗?还是她没有对她的神经系统发送给她的信息做出正确的反应?

神经系统是复杂的,所以解释它是如何工作的也是复杂的。没有科学家能够解释神经系统的每一个方面。就像解剖学,为了理解系统的各部分构成和功能,科学是这样做的:它将系统分为子系统进行定义,以及学习它们的功能。

在科学层面上,神经系统基本上由两部分组成:中枢神经系统(CNS,脑和脊髓)和周围神经系统(PNS,周围神经)。我们的大脑就像是身体的触须,而不是单向指挥基地。这个触须依赖于身体的信息和交流以产生正确的反应。CNS 和 PNS 共同工作来管理着传入的信息,同时还管理着我们身体中正在发生的事情,无论是随意性的还是非随意性的。

在 PNS 里有两个附属系统监控着我们的外部和内部环境,并传送信息给大脑进行处理并做出反应。感觉—躯体神经系统(SSNS)监控着我们的外部环境并调节着我们的感觉,例如触觉、味觉、嗅觉、听觉和视觉,使我们能够对四周环境做出反应。我们创造运动并对改变做出反应的能力依赖于感觉反馈的精确度。为了产生合适的运动反馈,大脑必须从我们的感觉中接收精确的、及时的信息。

当涉及我们如何自动地处理和管理从外部环境传入的压力,以及维持我们内部环境的平衡和控制时,我们就需要再一次把神经系统分割为三部分——分别对应压力、修复和消化这三个精细的调节器,即交感神经系统、副交感神经系统和肠神经系统。

交感神经系统和副交感神经系统

交感神经系统和副交感神经系统就像一个跷跷板一样共同工作，通过提升和降低某些身体重要功能来帮助身体减轻压力和保持内部平衡。交感神经系统就像身体的压力调节器，而副交感神经系统则像身体的恢复调节器。压力调节器通过加快心率、排汗以及放大瞳孔来应对它感知到的外界传入的压力。恢复调节器可以放松以上功能以恢复身体的内部平衡。我们对于压力的反应以及恢复平衡的情况和我们的健康程度直接相关。

很多情况都可能触发压力调节器。事实上，它会对所有它感知为压力的事物做出反馈，例如，看电视、多任务作业、阅读、锻炼、上楼梯、园艺、过马路以及工作。尽管这其中的每一项活动都需要压力调节器做出不同反应，但它们都涉及大脑交流——即寻求如何运行、调节内部系统及时刻必须保持身体安全的指令。

每当有压力的动作来临，理想情况是恢复调节器发挥作用，将这一天的压力反应调低。然而，在大多数人的生活中，现代科技使生活节奏变得更加紧凑。人们工作的时间更长且需要花费更多的精力来管理他们现代化的生活。我们的大脑在没有休息和恢复的情况下无法处理那么多的压力。压力调节器便处于持续的管理状态中，所以恢复和修复主要在我们睡眠时发生。问题是：当你问人们是否很容易入睡且能够保持 8 小时睡眠，醒来时是否感觉得到了充分的休息，大部分人的回答是"不"。持续涌入的压力超过了我们用于还原和修复的时间。这让跷跷板倾斜得十分严重，恢复调节器无法进行内部平衡——即使理想情况下它应该在夜间起主导作用，而这也是大部分细胞进行修复的时间。如果你在夜间睡眠中得不到充分的休息，第二天清晨醒来时，你的身体中就会堆积着压力。只有在恢复调节器有效运行的情况下，直觉、愈合、细胞再生和快速眼动（REM）睡眠等功能才会发生。

如果身体的自我愈合机制无法激活，就会产生多种系统问题。当压力调节器主导了局面，平日基本功能所需的能量就会被耗尽。身体的自我监控会放缓甚至关闭所有对维持生命无用的日常进程。眼泪、唾液以及消化液都会减少，代谢和循环都会降低。最终，更多系统性问题——如毒性、炎症和营养吸收不良将会出现。

随着压力和恢复调节器失去平衡，会出现更多的症状，而我们意识不到这背后会出现更多的问题。我们会出现体重增加、疲惫、消化不良、便秘、暴躁、焦虑。

肠神经系统

当压力和恢复调节器功能不足时，紧接着就会出现其他问题，我认为最关键的是自主神经系统的部分：肠神经系统。这就是肠道调节器，直接调节肠道的方方面面——消化、吸收以及营养运输。

消化是一个机械的、化学的过程，伴随营养物质的吸收，从嘴巴到排泄通道，中间有许多器官参与其中。这个高度复杂的系统不只是简单的运输。肠道中产生的神经递质调节着肠—脑关系。

肠道的强大程度不亚于其复杂程度，而神经胃肠学是一门相对新的研究领域。在 1996 年，美国哥伦比亚大学的麦克·格尔森将肠道描述为第二脑。在小肠中有超过一百万个神经细胞，与脊髓中的神经细胞数量相同。如果算上食管、胃和大肠，其神经细胞数量超过身体其他部位之和。

肠道调节器用于调控大部分独立于大脑的结构，而且它在自主发挥功能时最有效率。实际上，我们吃什么以及肠神经系统如何分解和传送营养给大脑是大脑维持健康的关键。我们现在知道糖可以改变大脑愉悦中枢的功能。当我们的压力和恢复调节器无法保持内部平衡时，肠道调节器就会变得苦不堪言。不良饮食、过敏、环境毒素、紫外线、尼古丁、咖啡因、酒精和药物，更别提每天的生活压力，这些都是破坏肠道调节器的因素，这些因素会造成更大的压力或导致恢复调节器的更严重的失衡；进一步导致肠—脑失联。当这一切发生时，各种肠道的器官会分别向大脑寻求关注，这些多样化的信息会将大脑淹没。

在大脑试图去回应所有这些传入的信息时，会产生更多需要肠道处理的化学变化和混乱。它通过一些细微的症状传递信号，如消化不良、便秘、背痛、头痛、胃酸反流甚至抑郁。这是身体的警告系统。这些症状都暗示着炎症的发生，而炎症是衰老的加速器，被喻为沉默的杀手。所有这些信号都警示着我们"有些事情不对劲"，然而我们大部分人只会通过服用药物来缓解症状或直接忽视，直到症状持续发生。

当我们忽略或压抑这些信号时，肠道会受到更多的干扰，炎症的循环则升级为其他更为严重的问题。肠道失衡成为慢性问题，消化和免疫疾病出现，毒素累积。混乱的信息变成错误的信息，造成肠道神经短路。

当身体炎症暴发，大脑接收过多的信息，在某种程度上，造成肠—脑失联。沟通的关闭是为了支持、保护和稳定其他器官。关节也会出现慢性炎症。能量传递遭受破坏，大脑混沌、肌肉不合时宜地收缩和启动，慢性炎症、疼痛和疲劳接踵而至。慢性炎症问题显现，例如鼻窦炎、关节炎、扁桃体炎、皮炎、肠炎以及其他一连串的炎症问题。

你会感觉十分疲惫，无法入睡、不能吃某些食物、皮肤变得黯淡无光，以及体重增长。你会变得疲惫、臃肿、注意力不集中。

那么，你能做些什么让恢复调节器保持有效工作呢？消除或减少压力因子的消耗是一个良好的开始，但就像许多患者指出的，他们不可能丢下孩子辞职搬到一个度假村过自由自在的生活。现实生活是一个牢笼，无论我们喜不喜欢，它都在那儿。然而，我可以阻止这种功能失调的恶性循环。为了激活恢复调节器及保持自主神经系统的内部平衡，你必须先意识到这种超越头脑控制的沟通的发生。

琼斯一家的故事

我知道，这些信息任何人都很难全部消化。所以为了精简这个故事，我将以家庭为例。把神经系统想象成一对高社交属性的伴侣，我们暂且称之为琼斯一家。查理·琼斯和帕特·琼斯是一对非常有名、非常有影响力的夫妇，他们有一对双胞胎儿女山姆和帕姆，还有一个才华横溢的儿子厄尼。

查理和帕特就像你的中枢神经系统（脑和脊髓）和你的周围神经系统（周围神经）。查理是一家价值数十亿美元的公司的总裁，总是忙于工作。他没有时间去打理家里的大小事务。帕特是一个社交名媛，她关心外界对于她家庭的评价更甚于孩子。她对家庭的关注甚至不如查理，因为她时刻忙着处理家庭与外界的互动，并关注着外界如何评价她的家庭。帕特是一位忙碌的女性，因此她没有时间亲自打理家中事务。她有一个私人助理和一位保姆。

萨利，帕特的私人助理，就像你的感觉神经系统，调节着你的五个基本感觉。她负责调解家庭的外部环境以及来自外部的信息和八卦。安妮，帕特请来的保姆，相当于你的自主神经系统。她负责照顾山姆、帕姆和厄尼，打理日常家庭内的事务，并保证孩子们的生活。

跟许多家庭一样，孩子是全家的主宰。当孩子们的日常生活顺利进行时，家庭才能运转顺利。这对双胞胎就像你的交感神经和副交感神经一样活跃。山姆是个精力充沛的多动症小孩。他是那种可以用手指处理任何事情的小孩，喜欢玩 Xbox 动作游戏和桌游，和朋友们讲电话，或者同时进行这些并把家里搞得一团糟。山姆就是交感神经系统（压力调节器），一直开机，一直运作。

帕姆则和山姆完全相反，尽管他们是双胞胎。她喜欢一切都井井有条，并且她非常注重细节。她的房间全部是粉色的，她总是把床收拾得整整齐齐，还喜欢用吸尘器打扫卫生。因为帕姆太爱干净了，所以整天追在弟弟后面收拾房间。山姆经常抗议玩具还没玩够就被收了起来，所以大部分时候，她会等到山姆睡觉后再收拾残局。帕姆就如同副交感神经系统（恢复调节器）——在你睡觉时工作。

第三个孩子厄尼是一个天才。他相当于你的肠神经系统——聪明又独立，但也很敏感。他两岁时就开始读书，做家庭税账，喜欢学习量子物理学，他正在设计家里的车库翻新部分以及撰写一篇从未有人提出的论文摘要。厄尼是一个一心多用的人，而他的父母也很开明地准许他做自己喜欢的事情。甚至有时厄尼的父母还会向他寻求建议和帮助。当他独自一人专注于一件事的时候他的表现最好。当他的兄弟姐妹们满意时他最开心，家庭运转顺利，效率高，这样他才不会因为他们的过度活跃和闹腾而分心。

当帕姆夜晚出来打扫噪声太大时，会吵醒她的弟弟山姆，这时她会回到她的房间，清晨，房间仍然会一片混乱。所以，当副交感神经系统不能正常运作时，晨起时你会感觉非常疲惫并且一整天都懒洋洋的。你会选择喝个咖啡让自己精神起来——但这会让交感神经更加兴奋。这样做并不能帮助你。

帕姆偶尔无法清理房子没什么大不了的，但如果山姆跑到帕姆的房间，弄乱她的东西，就会出现更明显的反应。帕姆告诉保姆安妮，山姆表现不乖。而反应在你的身体上，则表现为更多的症状。你不仅会变得疲惫，还会便秘。下午你可能会吃个甜甜圈、饼干或者快餐，来给自己充个电。这会造成更多麻烦，因为这时候厄尼也会受到影响。

如果山姆跑到厄尼的房间，会引起身体更大的反应。因为要记得，山姆是很聪明的。他不会惊扰到安妮；他会直接来找帕特并表达他的沮丧。这就是为什么当你半夜醒来上厕所，却无法再次入睡。早上醒来时你会感到非常疲惫，现在好像在消化食物上又出现了问题。"烧心"（胃灼热）和便秘的情况更严重了。你会感觉腹胀、压抑和焦虑。

如果你像大多数人那样，只是期望一切恢复正常，厄尼就会生气。他不会去打扰安妮或帕特，他会直接去找查理，而查理此刻正在处理重要的工作。

现在到了故事的关键部分。查理需要严肃地对待厄尼。如果他对厄尼说："嘿，我很忙，这就是为什么我们请保姆的原因，去找她，我没有时间管这个，你自己处理吧，你对于家庭事务向来聪明。"那么现在你就真的遇到麻烦了。

但如果你仔细想想，当我们的身体没有按照我们预期想的那样工作时，这就是我们通常的反应。像查理忽略厄尼的想法，我们也忽略着身体的痛苦并通过服药让自己感觉不到疼痛，或者服用一些缓释剂来消除症状。

这个故事的寓意在于：不要成为查理！孩子们无法管理或操持家事。如果你作为家长不能稳定家庭，等到你回到家看到缴税单、离婚协议、房倒屋塌，只是时间问题。也就是说，不要像琼斯一家一样！

我们把这个比喻挪回到人体——你的身体。当你的神经系统各个方面处于高效、稳定的状态，你的身体调节系统也会保持高效和稳定。你的身体看起来很棒，你自己的感觉也很棒。你有着用不完的能量。你的健康状况处于最佳状态。当你主动地保持这种平衡并监控这种效率——换句话说，你持续地、有意识地为你长远的健康——身体的效能把关时，就能保持最佳状态。

相反，如果你不能保持良好的饮食习惯，边赶路边吃饭，不锻炼，通过喝咖啡来保持清醒，并不记得喝水，你的身体就会失去恢复和修复自己的能力。长期如此，你的体重会开始增加。你可能会感到不安，并且背部和颈部也开始出现酸痛。还可能突然出现睡眠困难。你可能会试图去忽略这些事情，但如果你不改变日常习惯，新的或更为急性的症状最终就会出现，例如，头痛或消化不良、便秘、腹泻。这些症状是神经系统紊乱的微妙信号。

急性症状来自你的肠调节器（厄尼），它会发送求救信号来引起大脑（查理）的注意。这些肠失衡信号并不是唯一需要注意的。同样需要受到关注的还有身体调节系统。

随着这些令人不悦的症状不可避免地持续，你最终还是会寻求缓解。你会服用一些抗酸剂，进行节食或者服用一些缓释剂——无论是哪一种，都只会加剧你的问题，增加身体已有的压力。掩饰和压制你身体的痛苦信号，只会让你的症状恶化，并出现新的问题。

这时候，保姆安妮会进入到"安全模式"。就像你的计算机内存不足时，它可能仍会运作，但你的程序无法正常运行，有些甚至完全无法工作，这就像一些慢性问题：偏头痛、肠易激综合征（IBS）、抑郁、慢性疲劳、或慢性病。生活变得"慢"了起来。

你可能会想"我现在已经有一堆问题缠身了。现在该怎么办呢?"好消息是，现在还为时未晚。你需要学习如何直接接触调节器。你需要 MELT——也就是安抚压力调节器并专注于恢复调节器，使它重回状态，这样你的肠调节器才能恢复工作。

这是让"家庭"重回平衡的第一步！

我在临床上很多次听到"为什么我的身体不听使唤?"实际上，并不是我们的身体"不听使唤"。而是我们没能够与身体建立连接，去倾听它。你不能靠意志力使身体保持健康。你必须时不时检查并持续关注你身体的内部环境，这样在你不去有意识地干预身体的运作时，它也能正常工作。

你才是那个要负责任的大人，你是家长。你需要去培养你和神经系统之间的关系——你自己的中枢神经系统和周围神经系统这对伴侣——让他们控制的一切正常工作。你需要关心你的孩子们而不是事事依赖保姆。

但没有人教我们这些。我们被教导忽视疼痛和痛苦，或者服用药物缓解疼痛。当我问患者他们需要服用几种药物时，大部分人都服用了至少 3 种（通常是抗抑郁药、治疗高胆固醇和高血压的药物），有时候还要服用更多药物来治疗前三种药带来的副作用。

如果你不检查身体，不关心身体，不培养它，不做那些能帮助你保持身体平衡的事情，那么健康状况恶化是迟早的事。是时候倾听你的身体，并掌握控制权了，不要去追究过往的错误，向前看，对自己的健康保持信心！

▶ 通过神经力量训练延长寿命和抗衰

大部分人不会去考虑衰老，直到它真的出现。而当它出现时，我们想的是如何逆转它。然而，想象一下，要是能够预防衰老的出现该多好呢。

你能在细胞脱水引起问题之前就解决它吗? 答案是你能。三磷酸腺苷

（ATP）是运输化学能量的有机物，作用于新陈代谢，被认为是我们身体中的"分子货币"。随着我们年龄的增长，我们运输能量和使用这种货币的能力下降。研究表明，我们大脑神经的部分退化是由细胞能量代谢下降造成的，而最前沿的研究正在探讨诸如细胞水合作用和在我们身体的细胞结构中使用离散的稳定系统来减少细胞能量损失等问题。这意味着神经力量训练和MELT疗法中的水合作用可能是保证ATP随着年龄增长而产量不变的关键，而这可以延长我们的寿命。

除此之外，对抗年龄最普遍的方法就是保持活跃。但随着年龄的增长，你坐着的时间会越来越长、活动时也会更小心翼翼，这意味着你不得不在活动时投入精力。你身体的代偿能力是有限的。这就像一台电脑总是处于安全模式——它仍然具备功能，但是非常低效。实际上，小心翼翼地活动会导致更多的问题。你越是想着如何活动，就越是干预了稳定性的非随意机制。你不应该在活动时去思考怎么活动。例如，当你发现自己走路时总低着头看地面，这是你的大脑在告诉你它需要看到地面才能带你去目的地。你低着头就看不见前面的情况，也就无法保持你的稳定反射机制正常运作。这就使代偿乘虚而入。

正如很多人在常规训练前会做一些短时拉伸作为热身，我希望你能将MELT运动本身看作一套独特的热身运动。它不会真正做到给肌肉"热身"，但是它却可以让你的身体和情绪做好准备。

我希望你重新思考什么是健身。健身并不只是拥有强壮的肌肉、结实的骨骼、弹性良好的心血管系统。健身还在于获得快速恢复能力。这种快速恢复能力达到极致就会获得人人渴望的长寿。MELT运动的宗旨就是获得一个具有快速恢复能力的身体，而不仅是"健壮"的身体。

使人变老或让他们感觉变老的原因是无法有效地适应和改变。正如我前面说的，忘掉"不能教老狗学会新把戏"的陈词滥调吧。老狗一直都可以学会新把戏，只要它们有足够的动力（尤其是当你准备了额外的零食奖励时！）。老人也一样！尤其是当他们不会被自己打败，不向有限的选择投降时。

例如，你的膝关节疼痛是因为超重需要减肥，而你正打算去看望一位住在三楼的朋友，你的第一个想法肯定是"我真希望那里有电梯，我可不想爬楼梯"。你的选择受到了限制，而感觉受限和预设难题是令人疲惫的，这加剧了惰性对身体造成的问题。你没有活在当下，而是活在了假设的未来，如果它看起来很困难、严峻，你可能再也不会爬楼梯去见你的朋友。

　　神经力量意味着拥有快速适应、响应和重复的能力。它能使你快速适应任何身体情况。你可以不假思索地爬上三层楼梯。

　　虽然没有捷径，但有一个简单的办法可以延长寿命和提高抗衰能力。你需要投入一些时间和精力学习如何做出这些改变，一旦你掌握了 MELT 运动疗法，你每天只需要花几分钟的时间完成它——剩余的人生则可以收获它带来的回报。

3

神经力量和你的情绪
与精神层面的不稳定相处

在 "9·11" 事件当天的下午，我对于压力损伤产生了全然不同的新理解。十几年来，我的工作都与受过伤的运动员有关，他们都经历过伤痛。我从未想过一个灾难性事件引发的情绪反应也会造成身体疼痛。

在 "9·11" 事件之后，我曾接诊过消防员、急救人员和许多失去了家人和朋友的人。在一楼工作的人所面临的身体问题是显而易见的，但令我惊讶的是，许多没有靠近该地点的人也有类似的问题。这起恐怖悲剧解开了一个新的谜题：情绪压力造成的疼痛比具体的身体损伤更严重。急性创伤有了新的含义，我对于神经系统对诸如 "9·11" 事件的反应的新理解令我重新思考了大脑引起疼痛反应的能力。

令我改变自己手法治疗的事情使我意识到无论一个人经历了何种疼痛或创伤，结缔组织系统都是扭转神经系统并恢复神经调节平衡的关键。当我们感受到压力时，我们经常听到的话是："OK，冷静……会好起来的……不要担心。"但通常情况下，这没有任何帮助。这些话实际上会令人感觉更糟糕，好像没有人能理解我们的感受。

如果担忧和悲伤是对于某种情景的正常反应呢？告诉人们不应该担忧和悲伤只会忽视了他们的感受，并且往往会加深他们的焦虑。

记住，疼痛是大脑警告你有些事不对劲、需要采取行动的一种方式。我不会试图通过平息压力调节器来恢复平衡，而是努力促进身体的恢复调节器工作。第一步就是让人们重回自己的身体并感受自己的感觉。

我还意识到我们的个人经历会多大程度影响着我们对疼痛的感知和对创伤的反应。我们的情绪能量会影响我们的记忆，影响我们目前的感觉状态，使我们担忧未来。如果将事件和情绪联系起来，它就会侵入你的记忆，当发生另一个事件时，你会回想起这件事，并激起当时的情绪。通常，这种回想是无意的和非自愿的。

换句话说，你如何应对当下的场景和从前的经历有着密切的联系，它受从前你应对相似事件的方式的影响。一个有趣的事实是，大脑处理情绪、储存记忆和思考未来的区域，也是处理疼痛的区域。

对我来说，这种认识的核心是我们可以重新布线、重新铺设并重新连接我们的神经通路，尤其是那些被忽视的且需要我们注意的部分。如果你小时候经常被告知你笨手笨脚、肢体不协调，并且永远无法加入团队你会怎么办？作为一个成年人，这会如何影响你对团队合作的看法？或者在你的一生中的任何时候，遇到相似的情况会怎么办？

在我的家庭里，七岁时父亲告诉我："没有人愿意帮助你，所以不要问。如果你需要帮助并提出要求，你将付出昂贵的代价，所以要自己想办法解决。如果你自己不能做某事，那么你一开始就不应该做这件事。当你长大了，也不会有任何人来帮助你，无论是我或你妈妈，所以你要习惯这一点。"

这可能看起来很苛刻，一年后当我在梅西百货迷路时，我变得歇斯底里，心想："就是这样！他们故意把我丢在这里，我一个人！我甚至没有换洗的内衣。我该怎么办？"因此，尽管在外界看来，我可能看起来像一个独立且有能力的成年人——而我确实是，但这是一种被迫的独立。

幸运的是，我有机会与出色的导师和治疗师一起工作，并且做了很多自我反省来确定自己情绪的触发点。我了解到自己必须寻求帮助，有意识地练习以不同的方式做事真是太棒了。我修正了对于"我不值得帮助"这种认知的担忧和恐惧，并对自己得到的任何帮助表示感谢和感激。在我没有要求的情况下能够得到帮助时，我觉得自己像中了彩票。这是一个礼物。

无论你自己的过去如何，你的故事都存在于你的细胞和神经系统中，但我们往往没有意识到这段过去是引起我们当前反应的原因。我们能否在习惯性行为产生之前学会捕捉并阻止它？为什么不能重新编程并恢复正常？不管神经系统在多少条捷径上行驶——如果你想进入高速公路的快速通道，你所需要的只是使用正确的工具来修路。如果有人递给你一把铲子和一些油膏来铺设新路并打地基，那是行不通的。但是，如果有人为你提供正确的工具和正确的指导，则很容易改变你的稳定性路径并建立坚固的新基础。

事实上，重新连接神经系统并不难——尤其是周围神经系统是首先向大脑发出求救信号的组织。与其试图说服大脑改变，为什么不恢复感觉神经所处的环境——身体的结缔组织——并向大脑发送新的、更可靠的信息，让大脑适应并做出新的反应？这听起来很有技术性，事实上也的确如此，如果你知道如何去做，那么恢复神经系统的稳定性就很容易了。

想想一些需要你花时间学习的东西，比如骑自行车。起初，在两个轮子上保持平衡很困难，需要耗费大量的精力。但是经过一段时间的练习，它变得容易多了，最终成为习惯。骑自行车和其他所有习惯性活动都遵循相同的行为和神经模式，我们从一个叫作习惯循环的心理模式开始。

习惯首先是通过激活大脑中被称为基底神经节的关键区域的触发器形成的。这是自主神经系统让行为展开的方面。然后是例行程序或练习，再然后是奖励或成就，这有助于大脑在未来记住习惯循环。大脑的这个区域在你的情绪、记忆和模式识别的发展中也起着关键作用。尽管决策是在大脑的另一个区域（前额叶皮层）中处理的，但一旦行为变得自动，你甚至都不需要花时间考虑它——就像骑自行车一样。你只需要思考你要去哪里。通过神经力量训练，你要为少许动作去思考很多，但奖励就是在不思考时它仍然可以运行良好。

正如你在第 1 章中学到的，神经力量不同于肌肉力量。很多非常强壮的人也会受伤，也遭受着疼痛，而他们认为需要更多的训练来弥补伤痛耽误的时间。他们总是试图把进度追赶上来。我经常听到他们说，"我好想回到从前啊。"不幸的是，正是这种态度挡住了你的未来——因为我们无法改变过去，并希望一切重来。过去就过去了。未来是未知的。我们要活在当下。你可能会说"哦，我年轻的时候一天能跑 10 千米；我年轻时非常健壮；我年轻时非常瘦。那时候要减肥很容易。我年轻时这样，我年轻时那样，但是生活对我做了什么？我的身体太令我失望了。"

我对此的反应是：并不是你的身体令你失望。是你没有听进去。误用、过度使用、废用，加上衰老……我们不断重复的生活方式和选择才是导致功能障碍的原因。所以在现实中，失调的是"我们"，而不是我们的身体。要解决这个问题并不复杂——只要你想要解决它，并使用正确的工具做出改变！即使你的过去充满着损伤和创伤，但大脑是可塑的，无论你经历过什么，它都可以被重塑！我确定，你可以重建你的情绪地基，也能改变你的功能地基。

▶ 为什么你的情绪会造成身体疼痛？

很多时候，我对疼痛抱着感激的态度。在我健身生涯的顶峰，突发的慢性疼痛阻挡了我的脚步。直到多年后我才明白这种恼人的疼痛从何而来。在我二十多岁的时候，作为运动员的我习惯了酸痛和疼痛。我从未想过过去的情绪和意志力会引起身体上的疼痛。

在我出现足痛一年后，我的父亲被诊断为肺癌晚期，随后去世。对于那些只相信疼痛来自组织损伤的人来说，这似乎很难想象，但我相信自己的能量场在他被诊断前就感受到了他的能量场的变化。就好像我的根被从他为我创造的功能失调的地基中被拉出来了一样。回想那些年，我相信我的身体在呼唤我采取行动，让自己扎根，因为有大事即将发生。

在他过世后，我探索了来自童年的情绪创伤。几乎是一夜之间，我的足痛消失了。这种神奇的自愈将我送上了一条研究除了运动性损伤和重复的应力性损伤之外，还有什么能造成如此突然且持续的疼痛的路。通过内省、治疗和身体调整，我才终于意识到情绪和身体存在着连接。它使我明白学习会让自己变聪明，但情绪会令我做出反应，并需要有意识的行动来创造真正的改变。

我一直在忽略引导自己行动的情绪——这让我近十年来没有任何改变。我站在父亲建立的地基上。那种无形的内在思维并没有反映现实，它所形成的内部矛盾造成了身体疼痛。

边缘系统，通常也被称作"情绪大脑"，不仅在情绪反应中发挥了重要的作用，而且还是处理运动、储存记忆、创造未来意图和决定我们如何感知的区域。我们的情绪状态会影响我们对于疼痛的感知，正如疼痛会影响我们的情绪一样。疼痛可能会占领大脑的某片区域，让我们采取行动，而我们的情绪状态能放大疼痛体验。

运动和情绪之间的联系

我感到最充满力量的时刻之一就是意识到神经系统和筋膜系统之间的联系是多么美妙。他们互相作用，于是我开始想要更多地了解结缔组织，我意识到它是慢性疼痛症状中被忽视的重要的一环。我学过解剖学，但为什么从没学习过这个身体中最丰富的物质成分？

不仅如此，大脑中有特定处理视觉、触觉和听觉的区域，却没有一片特定用于处理疼痛的区域。神经科学家提出了"疼痛举证"这个词，来描述在疼痛时被持续激活的多片区域。我们大脑中控制运动的皮质和皮质下区域与处理情绪的区域相同。这是我们逃避不开的一个谜题。如果运动变得混乱或困难，我们的情绪状态就会发生变化，随之改变的还有压力水平。如果你处于情绪困境中，你的运动也会受到影响。这就是为什么你在受伤后难以清晰思考或在结束一段重要的恋情或工作遭遇困难后无法集中注意力完成一些精细的动作。

情绪姿势是真实存在的，情绪压抑会导致明显且严重的姿势变形。几年前我曾接待过一位85岁的患者，名叫大卫。他上背部弯曲的特别严重，以至于他躺下时，头还向上翘起。我询问他是否曾失去挚爱或经历过一些伤心之事。他告诉我他是大屠杀的幸存者，一生磨难重重。在治疗期间，我请他讲述他的故事时，他仿佛在回忆某个时刻，他的身体突然绷紧，呼吸急促，眼睛盯着天花板。随后，他转过身，深呼吸并短暂的停顿了一下，说道："我从来没有告诉任何人这件事对我的影响有多大"。他告诉我他是如何为了自救而抛下了他的兄弟姐妹。"那天我感觉我的心都碎了"，他补充道。

他的心碎就是原因。那时的失去是可怕的，而他的创伤后应激反应一直保留着当时的情绪。他说出了他当时的恐惧，并且也没有人能保护他。或许他的身体一直在试图保护他，尽管过了这么久。我将这个观点告诉他，他向我分享了更深刻的记忆。当他敞开心扉，表达了他从未向外界透露过的感觉时，他的身体张力似乎消失了，身体的扭曲随着呼吸消失了，他的颈部也逐渐放松了下来。他哭了。他的身体仍然承受着长久以来的恐惧和压力。他的脊柱逐渐放松，他的头躺在我的手上。起身后，他深呼吸了一下，说："天啊，我感觉长高了。"有时候，我们的姿势是我们当下情绪状态的反应——甚至是从前的情绪的反应。

当身体反应与疼痛密切相关时，疼痛永远不会完全离开你的身体，例如，你发生了事故或有人伤害了你。在那次经历中，你的大脑向你的神经和肌肉发送信号，告诉他们如何做出反应。如果这种疼痛的感觉再次出现在你的脑海中，它可能会变成一种创伤后应激障碍，就好像你正在重温这一刻。然而，面对大卫这样的人时，我意识到我们的大部分记忆并不仅仅存储在我们的大脑中，还存储在我们的筋膜中。通过正确的触摸和正确的意识引导，我们可以通过治疗我们的结缔组织来唤起这些记忆。

另一位患者，一位知名且成功的职业运动员，向我寻求膝关节问题和肩部疼痛的帮助。在第一次治疗时，我问："你小时候有没有穿戴过腿部支具？"

我能够感觉到他的身体一紧，他惊讶地说，"是啊，因为腿弯我曾戴过4年支具。你是怎么知道的？"

"嗯，这很难解释，是你的结缔组织告诉我的，"我回答道，"让我们试试能不能解开这老旧的组织。"

随着治疗的继续，他突然开始讲述一些回忆，尤其是小时候因为戴支具被孩子们嘲笑和欺负的回忆。我让他继续讲述，因为这是消除他身体的恐惧和紧张的最好的办法。表达情绪可以让身体从这种负面情绪中解放出来。

躯体—情绪释放

这个运动员的经历就叫作躯体—情绪释放，这个现象对于做手法治疗的从业者来说非常熟悉。它也会发生在做思想练习（如冥想或瑜伽）时，其中一些姿势会激活长久受到压制的记忆。我曾经就经历过躯体—情绪释放。有一次，一个朋友的狗狗在我低下头摸它时跳起来，它的头骨和我的鼻子撞到了一起。那一周我都感觉不到我的上嘴唇和牙齿，所以另一位朋友建议我去找芭芭拉·常，一位资深颅骶椎疗法治疗师。我的朋友之前曾向我提过这个疗法，但是在我听来，这个疗法的原理有点牵强。

在第一次见面中，芭芭拉处理了我的鼻子，以一种非常轻柔的方式触摸。我从未有过这种体验。她说我的鼻子左边错位了——下一秒，我就发出了一声喊叫，然后睁开了眼睛。

"刚才怎么了？"芭芭拉问我。

"天啊，突然一段记忆浮现在我的脑子里，就像刚刚又经历了一遍一样。"

"告诉我你看到了什么。"她一边说一边继续治疗。

"呃，当时是在一场垒球大赛前，教练直直地向我丢了一个球过来，力量很大，速度也很快，我当时还没有准备好。我试图抬手护住我的脸，但是手套的指尖撞到了我的鼻子，我当时就晕了过去。当我再次醒来时，我的爸爸正俯身看着我，他身后的太阳光很强烈，我只能通过轮廓判断是他。接着他俯下身，用他的手指帮我的鼻子复位了。我又震惊又疼痛，叫了出来，接着我看到我爸手指夹着烟吸了一口，说：'别担心，这对磨炼性格有好处。'接着就走开了。我的鼻子肿了很长一段时间。我还因此受到了同学的欺负，他们起哄，'哦，休的鼻子离家出走了。'我想我爸说的对，这件事确实对磨炼性格有好处，但对我来说却不一定是好事。"

"这就是我们说的躯体—情绪释放，"芭芭拉告诉我，"我们无法将记忆全部储存在大脑中，所以我们将它们储存在结缔组织中。当我们准备好忘掉它或处理掉它时，记忆会自己跑回到我们的意识中来。"

我从未听过这种说法，但是当我离开她的办公室时，我的鼻子感觉好多了，也能感觉到门牙的存在了。更奇怪的是，第二天早晨我的足痛也好了很多。我那时候还不知道，在因疼痛离开了我热爱的健身行业两年之后，我迎来了一个转折点。但我仍然很困惑，因为芭芭拉并没有治疗我的足部。可能这只是一个巧合。过了一天又一天，我的足痛持续改善。我打电话给芭芭拉问她治疗了我的哪些肌肉，因为我的足痛改善了很多。

"我治疗的并不是肌肉，"她解释说，"我调节了你的颅骨节律和头骨，恢复了你身体的平衡。而且恕我直言，你的足部问题根源不在于足部。当我为你治疗时，你给我的感觉就像是一朵小花，被人从土壤中拔走了根茎。"

"这就是我的感受，芭芭拉。"我说。我沉默了一会儿，接着问她颅骨节律是如何调整的。"你的意思是你真的作用到了我体内的脑脊液吗？"我接着问。

我学习过解剖学和生理学；我知道脑脊液是什么以及它如何在蛛网膜下隙和脊髓中央管里流动。但我不确定自己是否懂得对它的手法作用。即便手法可以作用于它，那改变了它的什么呢？

"你能感受到节律吗？"芭芭拉问我，"你还能感受到什么？"我和她分享了自己如何能够感知到器官的活动性、膈肌活动受限以及无法正常启动的肌肉。但是她是怎么知道如何去处理她所感知到的东西的呢？她的回答很简单，"你知道的，休，不是所有人都有这种感知的能力。你为什么不来参加手法课程，学习一下然后去改变别人呢？"

所以我去了。我开启了另一个转折点，那就是相信想要恢复身体功能，除了肌肉的平衡和调整之外，还有很多事可以做。从基础的颅骶椎疗法到高级内脏手法、躯体—内脏释放、淋巴引流和生物能量，我参加了所有能够参加的课程。所有治疗手段的共同点是：筋膜。第一次，轻柔的触碰超越了仅仅对于僵硬的、缺乏活动度或敏感性的组织的触诊。我感觉到我可以以一种非常独特的方式令一个人恢复理想功能。

尽管这些技术帮助了我的患者，但我仍然在努力寻找我所使用的技术的科学依据和文献。我渴望获得更多对于我所见证的效果的解释，这将我引入了"神经筋膜"这个兔子洞，我从未从那里返回。现在，已经过了多年，我是筋膜研究协会的创始成员，并且致力于开创能够测量筋膜变化与功能改善的研究。筋膜研究协会的创始成员们继续将科研人员和临床工作者聚集在一起，促进合作并将科研水平带到人体科学治疗和生物领域的前沿。

▌过去如何塑造了你的现在

"我不想谈论这个。这有什么关系呢？"这是大多数人在被问到过去时会说的话。他们通常终其一生都未曾正视过那些让他们痛苦的经历——这是无意识的，我也经历过，这些经历带来的影响通常都是无意识的，它们作用于神经系统。

我们都学过，神经系统被设计来支持、保护和稳定身体，维持内环境稳态。即便是药物成瘾者注射了一剂足以致死的药物，他/她的神经系统都不会不战而降。神经系统会继续支持、保护和稳定药物成瘾者的身体，即便是面临着这种故意的伤害。

另外，很多人意识不到筋膜是身体所有组织生活的居所；毫无疑问，这个居所无论是内部还是外部，都对我们的功能和延长寿命有着重要的影响。智力也只有部分取决于DNA。如果一个天才没能在一个好的家庭环境中长大，来充分发挥他/她天才的大脑，那这个孩子也不可能成为爱因斯坦或居里夫人。环境对我们来说很重要。

我是从自己的个人经历中认识到这一点的。在我成年后，我足够幸运结识了一个特别的心理治疗师，帮助我认识到了我的个人经历和我对人和事物的反应之间的联系。我自己也从未想过，我对目前情景的反应来自过往在我身上形成的习惯。

解除思想病毒的危害

1976 年，进化生物学家理查德·道金斯在他的书《自私的基因》中首次提出了"模因"（译者注：通过模仿等方式传递的文化或行为因子）一词。他描述的模因是一种传递性信息，就像时尚或流行语那样具备自身传递能力。尽管他讨论的是基因，以及我们如何在子女出生前就将信息传递给他们，但这种传递在我们的生活中一直存在，诸如评论、理念或信仰会从一个人传递到另一个人，从一个大脑传递到另一个大脑。所谓的思想病毒可以被大脑储存和分析。我们的大脑每天接受数以亿计的信息，储存这些信息以备将来使用只是大脑的部分程序。

举一个思想病毒的简单例子。我 12 岁时踢球伤到了膝盖。在医生治疗之后，我的妈妈对我说，"你以后的膝盖会像我一样差。"这句话在我的脑中植入了一个思想病毒。虽然我很快忘记了这次受伤，当几年后踢球再次伤到膝盖时，我会想，"我的膝盖变差了，我会像我妈妈那样。"这就是思想病毒在数年后依旧会对我产生影响的迹象。

很快到了我 22 岁的时候，我在教授有氧训练课程。我的膝盖再次开始疼痛，因为我每周要上将近三十节有氧课程。我的膝盖不定时的会打软，我想，"哦，这下真的严重了。我的膝盖和我妈妈的一样。她说得对！"一位医生告诉我，我的半月板会撕裂，我唯一的选择就是手术。

我妈妈还跟我讲了为什么她的膝盖那么差。有一天她从自行车上跌下来，摔碎了膝盖。因为疼痛十分剧烈，她的妈妈带她去看了医生，他们切除了她的部分膝盖。她坐上轮椅，被送到一所儿童医院由修女照顾，在那里住了将近四个月。她告诉我那次手术是她这一生所经历过的最难熬的事情，她希望自己永远不要再经历一次。

这又是一个思想病毒。但这次起了好的作用，因为当医生告诉我要切除半月板时，我说："不，我还是保留它吧。"外科医生神情复杂地看着我，说：

"你不能保留它。它不会好转了，只会加剧。"

"这是我的膝盖，我还是决定留着它。"我断然对他说。

"如果你不做手术，到了三十岁你会终身残疾。"他回复我。

"我来这是为了知道我的膝盖出了什么问题，现在我知道了，我想我可以处理，"我告诉他，接着思想病毒接话了，"要是我做了这个手术，我就会像我妈妈一样。"

接着我和吉姆以及菲尔·沃顿一起练习主动分离牵引，这是艾伦·麦茨发明的技术。我了解到髋部稳定肌群的虚弱和其他不平衡性的问题造成了我的膝盖重复的应力性损伤。我进行了 8 个月的训练来恢复膝盖，平时还戴着夹板继续上课，这样才能支付我每周的生活费。一年后，我的膝盖不痛了。而且直到现在，将近三十年过去了，我的膝盖没有再痛过。我重塑了大脑，转移了我自己的思想病毒，现在，我可以斩钉截铁地说，自己的膝盖没像妈妈的那样。

思想的力量是极其强大的。通常，身体疼痛时我们会去看医生。如果医生没有找到问题所在，我们就会变得沮丧。我的一些患者说："如果医生找不到问题，那问题就大了。"这也是一个思想病毒，你会这样想是因为在过往有一些问题无法得到解决，这个想法便根植在你的头脑中了。我们一旦在头脑中形成了一些看法，就很难改变。从行为到能力、认知和价值观，我们的大脑总会以某种方式重新激活那些由过去的记忆形成的思想病毒。通常，需要一位好的治疗师或好朋友来帮助一个人认识到这一点。

例如，当我三十岁出头时，我开始玩跳伞。在我第四十次跳伞时，我的降落伞绳子缠绕了起来，开始不受控制地转圈。虽然我最后解开了缠绕的绳子并重新控制了它，但后来每次我去跳伞时，我都会回想起那一刻，而思想病毒就在我耳边说："这次可能还会发生哦。"在那之后我又跳了十几次伞，我没办法甩掉这种病毒性的恐惧，这让我无法再继续享受跳伞，所以我不再跳伞了。从前我跳向空中所带来的兴奋和愉悦变成了如今令我恶心的感觉。思想病毒可以实实在在地令你感到难受，即便如此，它还是只存在于你的脑海中，不是吗？

这种情况在运动员身上也会发生。一次损伤和随之而来的思想病毒，"它可能会再次发生"或者"这可能会毁掉我的职业生涯"，会让一个人从享受一项运动变成对损伤的恐惧或是对他的整个人生和未来可能受到永久性影响的担忧。

神经细胞之网

思想病毒之所以能够存在的原因之一是我们的大脑拥有很强的能力来储存信息以备后续使用。这是神经可塑性的一个方面（在第 1 章中进行了讨论）。神经心理学家唐纳德·赫布（Donald Hebb）于 1949 年创造了 "Neurons that fire together, wire together（一起放电的神经元，总是链接在一起的）"的说法。他在联想学习领域的工作使人们认识到，每一次体验、思想和感知都会触发成千上万的神经元，这些神经元会形成一个神经网络。如果我们重复一种经历足够多次，我们的大脑就会学会每次触发相同的神经元。

这些神经网络可以产生积极或消极的影响。积极的方面是，它们可以帮助我们非常高效地学习、记忆和回忆信息。神经网络使棒球运动员能够准确地击球，而不必考虑如何挥动球棒。但是神经网络也可能出错。一个悲剧性的例子就是遭受虐待的孩子。任何形式的身体接触——甚至是一个简单的拥抱——都可能引发战斗或逃跑反应。孩子的身体可能会因为想到"被触摸"这个想法而后退或弹起。这是创伤后应激障碍的根源。

运动方面的例子可以是一个骑自行车的人，在下坡转弯时她的车轮越过了黄线，发生了事故，导致她从车子上摔下来。在那次事故之后很久，当她下陡峭的山坡时，她的大脑会努力避开那些黄线，她的身体会变得更加僵硬，她甚至可能会踩刹车以避免再次发生事故。然而，这些反应反而会导致事故的发生，并且随着时间的推移，这种不由自主的反应会导致其他类型的疼痛，例如，长时间的肩部紧张导致的颈痛。

疼痛是基于大脑对潜在威胁的感知，因此疼痛都来自大脑。

珍来到我的办公室时患有颈痛和腕管综合征，这是一种由长时间重复运动或液体潴留引起的手掌和手指疼痛。它的特点是刺痛、麻木或灼热感。她的医生告诉她，不做手术是无法修复的。

在问诊时，我询问了她的工作，她的身体立马紧张起来，看起来很不舒服。她局促地描述着工作上的沮丧，她的手握成了拳头，声音也提高了。这种身体反应并不少见——但我们却意识不到我们自身才是功能失调的起因，而不是工作。是我们对于周围环境的反应导致身体出现了问题。

我向珍解释了这一点，她告诉我，她一走进办公室听见老板的声音，她的颈痛就会加重。"我无法忍受他的气味，"她说，"而且他的声音很像我那令人讨厌的前夫。"

就是这样——失调的情绪级联反应会导致实际的、医学上可诊断的症状，珍的医生建议通过手术来解决。但她痛苦的根源是她对前夫的应激反应，这种反应是由像她前夫的老板引发的。难怪她会出现颈部僵硬，双手麻木的症状。她的方方面面都紧绷着，压抑着自我表达的声音，好像生活在一种她迫不及待想逃离的能量中。

当人们将自己与痛苦联系在一起时，这会成为他们的思想病毒。思想病毒会入侵并告诉他们，在医生做出诊断之前，他们无法好转。通常，他们因害怕而麻痹，甚至不愿去看医生。

为什么我们会保留某些记忆？他们是否有意义？你多久会回想起一段糟糕的记忆？我敢打赌，你这样做的次数比你重温一段美好的回忆的次数要多。谈论某事是一种宣泄，但与此同时，更常见的是思想病毒的入侵。事实上，你以消极的方式谈论某个特定事件的次数越多，记忆就会被重新连接更多次，因此你永远不会忘记它。

这对人们来说是一个很难理解的想法，因为我们都知道谈论自己的负面情绪是多么困难。我一次又一次地看到那些受伤且职业生涯岌岌可危的运动员。他们别无选择，只能速战速决——做修复手术，因为他们的教练和团队需要他们尽快回到赛场上。通常，这会让这些运动员陷入更深的混乱，因为这没能解决他们疼痛的根本原因。

一位半职业棒球运动员来找我，讲述他患有严重的颈部疼痛数月。我让他告诉我他的家庭情况，他告诉我他母亲最近心脏病发作和其他一些令人担忧的问题。"天哪，你现在要处理的事情太多了，"我告诉他，"你有没有找个人聊聊？"

"我不能，"他说，"上帝禁止任何人知道这件事。我会失去我一线的位置，我正在努力成为职业选手。我能怎么办呢？"

我们常常被训练成这种人——处理情绪的唯一方式是，不处理它。我们保持沉默，把情绪藏起来，不去谈论它。我们总是压抑着情绪，继续做事。

难怪我们的身体会受不了！

"伤害你的东西会让你变得更强"是谬论

我曾有过相同的经历。在我父亲去世后我和一位治疗师分享了我与父亲经历过的一些痛苦的事情。我补充说，每当我和朋友谈论他时，他们的反应几乎总是："哦，他只是想让你变得更坚强。"其实我早就知道他不是这样的，但是经常听到这样的说法，我开始找借口，我还向治疗师解释说，我父亲也有着可怕的童年，他只是将他自己的经历投射在我身上，也许这根本与我无关。

那个治疗师静静地坐了一分钟说："事实上，你父亲听起来有点像虐待狂。难怪你会感觉可怕。你当然会有那种感觉。如果有人那样对我说话，我也会那么想。你真的认为他是在教你如何变坚强吗？你觉得他究竟为什么那么做？"

这让我大吃一惊。"我认为他是在低估我的天赋，"我最后说道，"因为这使他害怕。"

治疗师点了点头。"我也是这么认为的。我认为你令他感到害怕。这么说才更像是真实的情况。"

"我可以这么说吗？"我问了出来。

"你打心眼里可以这么说，休，"他回答，"你有某种天赋。对于父母来说看到孩子在某方面的特别会让他们感到害怕。有些父母想要控制孩子的生活。事实上，他们的想法和表象可能和你本身毫无关系。这与他们自己的恐惧有关，这是他们自己的问题，而我们只是帮他们承担了这些。"

我仔细地想了这些话。也许我对别人对待自己的方式感到愤怒，而不是对自己的愤怒感到难过。我终于能够解开灌输在我心中多年的恐惧。父亲去世后，我开始明白，我可以改写自己的故事，成为应该成为的人，而不是别人认为的人。我终于能够找到新的自己。我的足痛再也没有发作过。如果偶尔出现疼痛，例如，在长途飞行后颈部僵硬，回家后我会练习一会 MELT，吃一顿丰盛的晚餐，睡个好觉，醒来疼痛就消失了。

换句话说，我把自己照顾得很好。现在也是。我会按时吃饭、按摩、跑步、冥想、谈话、思考、表达——尽我所能不让负能量包围我。经过十年的治疗，我能够问自己为什么我会以某些方式行事，并评估我童年的悲剧如何影响着我成年后的选择。不要误会我的意思，我的过去仍然影响着我和我今天的生活，但我能够意识到这一点，努力不让它阻碍我成为真正的自己。

这也回到了我在本章开头所说的：情绪令你产生反应。它们很重要。到目前为止，我们都被教导要掩饰问题，寻找表面症状的解决方案而非问题根源。

有时候我们需要静静地感受我们的身体，并对它说："对不起，请原谅我。我爱你。我很抱歉离开了这么久，但现在我回来了，我保证不会再离开。"

向你内心的孩子、内心的战士、内心的国王、内心的女王说这句话。每当我在训练中深入探讨这个话题时，许多双眼睛就会开始变得湿润。看到解决思想病毒对一个人的心理所带来的巨大变化对我来说是一种深深的宣泄。学习如何在不产生负面后果的情况下表达自己的情绪需要错的练习。但是一旦你能做到这一点，它就可以让你识别并致力于真正的转变，而那些眼泪是对你更深入的认识自己的邀请。认识这些情绪并成长、改变和学习是很好的。如果你试图将思想病毒隐藏起来，那么它们很可能在你最毫无预料的时候浮出水面——当然这不是我们想要的。

▌创伤的治疗

创伤性事件时有发生。如果你没有遭遇过，那么你也会从周围人嘴里听说过一些。我们倾向于将创伤视为一次性事件，例如，一所学校枪击事件或恐怖袭击事件，但创伤也可能成为一种情感的和持续的问题，例如，生活在一个受虐待的家庭中，或失去工作或心爱的人。

我们基本上有两种方式处理创伤。第一种是应激状态——你无法平静下来，你的大脑加速运转，你无法入睡或保持睡眠状态，因为创伤不断地重演，以至于它扰乱了你的注意力和关注点。第二种是麻木状态——一种失神的感觉和持续的无精打采。也可能因创伤对心灵的影响而导致感官完全关闭。

在我作为手法治疗师的这些年里，我做过的最给力的事情之一是给予患者希望，使他们的神经系统既不因创伤而完全关闭，也不因过度亢奋而无法清醒思考。我们要知道从创伤中恢复是我们所有人都具备的生存机制，这一点很重要（也很有帮助）。

我们的神经系统会自动管理压力。我们都有"战斗、逃跑或冻结"的反应，这种反应在我们无意识的情况下发生。这种反应是进化的残余，来自过去环境中潜在持续的危险。我们通常意识不到这种反应正在发生，我们也不知道为什么我们会立即做出反应。通常，我们的即时反应来自我们有意识地去忘记的创伤事件。

当创伤性事件发生时，你会怎么做？你会找谁聊一聊？通常情况下，战斗、逃跑或冻结反应会先发生——来自爬虫脑——接着才会发生社交参与。人们乐于管理压力；我们在社交媒体上总是看到这种情况。让他人参与到我们的感受中，让我们在经历过的恐惧和创伤中感觉不那么孤单——无论创伤是否真的发生在我们身上，或是我们目睹了它，又或者只是在新闻中看到了它。通常，我们的大脑甚至不知道其中的区别。

过去的已然过去

正如我所提到的，患者经常说："我只想回到原来的样子。我想要回到我以前的生活。"这是不可能发生的。更糟糕的是，有时回顾过去会使我们对未来的思考变得悲观，而这确实影响着未来。我们无法预测未来。我们可以去猜想，但真正塑造明天的是我们今天的行动。

我们的行为和欲望有时并不一致，我们的行为更多地反映了我们的过去，而不是现在。有时我们会说服自己，我们无法得到想要的东西或无法拥有想要的生活，是因为实际上我们从一开始就不知道自己想要什么。将问题归咎于我们认为无法解决的问题比正面解决问题变得更容易。这是一个恶性循环，许多人在遭受创伤后发现自己陷入了这种恶性循环。

更棘手的是很多人遭受创伤性事件后通常会有一种羞耻感。不仅是因为应激或麻木而痛苦，还因为他们为自己的情绪感到糟糕。但为什么有些人在创伤后不会有这种感觉呢？他们是无法重获某些东西的受害者。无助感在我们处理情绪、行为、过去事件甚至未来意图的大脑深层区域中根深蒂固。

生理和行为的改变

我发现，在创伤性事件中，并不是大脑的压力反应太大，而是休息和修复能力被关闭了。真正的问题是修复反应而不是压力反应。一个人可以脱离意识控制，以转移他们受创伤的心理状态，但这对一个人来说很难做到。这就是为什么自我康复对于遭受创伤或创伤后应激障碍的人来说是不能凭直觉简单进行的，虽然这是最有帮助的事情，但是这要基于适当的引导。

这也是为什么 MELT 再平衡序列对于创伤后应激障碍有如此强大的作用。一种被称为 3-D 呼吸分解（简称"3-D 呼吸"）的简单技术，侧重于通过吸气唤醒神经系统中的交感神经。虽然呼吸是自主的、非随意的，但如果我们愿意，我们可以有意识地控制它。当我们这样做时，我们会干扰交感神经的反应。然后通过在呼气时激活神经核心反射，来增强副交感神经的张力并改善整体的调节功能。

建立坚实的情绪基础

你可以参加世界上所有的培训和课程，但如果你的情绪基础建立在不牢固的东西上，你永远不会获得最佳的成果。

最终目标是实现个人的最佳状态，而不是将自己与他人做比较，这就是运动员要做的。这就像他们头脑中的心理恐怖主义导致的嫉妒、愤怒和沮丧。如果你因为自己不如别人而生气，那么保持这种感觉比处理行为背后的情绪因素更为容易。

我们的过去塑造着我们的情绪基础，我们的信念皆源于此。我们的信念既能以消极的方式驱动我们，导致饮食紊乱、过度工作或过度训练等，也能以积极的方式驱动我们，如保持健康、乐观和平衡。信念影响着自我——因为如果你不相信自己能够开始，你就永远无法达到目标或激发全部潜能。

有些人取得了非凡的成就，无论他们做什么，我相信他们一定很擅长他们所做的事情。没有这种信念，成功几乎是不可能的。我们如何将自己的信念转化为现实，给予我们积极的结果呢？

无条件的爱与支持的力量

作为成年人，我领悟到在我的成长中，父母本可以更支持我而不是使用心理恐怖主义和严厉的惩罚来对待我。我小时候并没有意识到他们的行为或言语是"虐待性"的，因为我以为小孩子都是在这样的家庭中长大。所以发生任何事，我都会责怪自己。

所以我一长大就需要重塑我的神经系统，因为我没有得到每个孩子都应得到的无条件的爱与支持。我爸爸总是告诉我，我的想法是错的——那只是他自己的方式或习惯。他还不喜欢我不经过他的允许做任何事，如果我做了，他就会让我感到恐惧，所以我学会了安静和逃避。我妈妈并没有说什么，因为她也受到了同样的对待。所以我将这种感觉内化了，认为这是自己的错；我还记得有一天，我大概 10 岁，我看着镜子对自己说：他是错的，我是特别的，我是一个好人。

这种不稳定的情绪地基使我的自我内在感知和来自父亲的外在压制互相制约——我持续地处于战斗或逃跑的状态。直到我父亲过世后这种矛盾才消解。我还记得我唱着，"叮咚，巫师死了 ... 邪恶的巫师死了！"并感受到了自由。

或许我能够安然度过童年并创造了 MELT，成为一个健康、快乐的成年人是有原因的，因为有这样一个人在我的童年中——我的曾祖母——她给了我在那时我所需要的支持。一天，她问我为什么坐在这里，不去和其他的小孩一起玩。我告诉她我不合群，我是个怪人，其他小孩不喜欢我。她问我，谁说我是个怪人的，我说是我的爸爸，他总是这样说。我还说到有时候我觉得他说的话是不对的，他还说我会吓到别人，所以我只能不去感受和想起他们。我的曾祖母告诉我，我并不是怪人，相反，我是一个有天赋的人。"今天你认为是被诅咒的东西，在明天可能成为你的福气，"她补充道，"不要丢掉它，做你自己。你会明白的——为什么你能做到你所做的事。你充满了爱。"

她给了我克服伤害所需要的勇气。我不知道她怎么知道这些的。她对我来说很特别，她充满了爱，让我感到安全。你只需要一个人给你无条件的支持和爱。我的曾祖母就是那个人。她给了我希望。

如果没有这样一个人在你的生命中，自己给自己所需的爱也为时不晚。我相信你有能力治愈自己，在这个看似失去控制、混乱无稽的世界中找到平衡。

▶ 强化你的情绪韧性

什么是韧性？对我来说，韧性代表着活力、正直、力量和联系，以及一种积极的感觉，可以毫不费力地控制自己。它具有适应性，对不止一种选择持开放态度，即使在遇到挫折时也能继续前进。

许多人告诉自己，如果一个问题很难解决，我们完全有权置之不理，而不是一定要试图解决并结束它。那么问题来了，你想不想治愈自己？如果你相信改变会发生，改变才更有可能发生。

神经力量的全部意义在于对自己说：我的身体有治愈的能力；它只是迷路了。我有能力让自己不去选阻力最小的道路。我要开辟新的道路。我会在这个过程中弄清楚。我要冒这个险。我可能会害怕。我可能会再失败五十次，但我会继续努力。我值得。

就像婴儿第一次四肢着地一样——这需要很多次尝试才能实现。但是一旦他们起身，他们就会开始摇摇晃晃起来。他们开始四处引起其他人的注意，就好像在说：天哪！你们看到我在做什么了吗？这是不是很了不起？看看我！我做到了！

婴儿具备纯粹的韧性，因为韧性使他/她再次尝试四肢着地起床，准备征服世界。不要专注于需要多少次的尝试；专注于你想要达到的结果。这将恢复你与生俱来的韧性。

像第一次那样

我以前打垒球时，有时球刚从投手手中投出来，我就知道我会击中它。运动员明白这一点。他们怎么知道？因为他们在这个"状态"里，所有的能量都集中在他们的原始路径上。我认为这就是为什么运动员在这种状态下得分时会如此兴高采烈。这种情绪反应与我们第一次爬行或行走时受到刺激的大脑部位相同。这就像在重演第一次一样。

这就是你所追求的，因为你第一次取得成功时总会让你开心。每次棒球运动员听到那美妙的击球声，就像是第一次本垒打。这也是为什么球迷和运动员一样兴奋的原因——每次击出本垒打时，也像是球迷第一次做到了一样。作为团队的一员，球迷也会庆祝。

当你找到你所属的群体时，这种联系会增强你内在的情绪弹性。我希望你能够将 MELT 运动赋予你的身体韧性和它赋予你的情绪韧性融合在一起。当然，这不可能每天都发生——有的日子很糟糕，有的日子精彩无比，但大多数日子都处于两者之间。这就是生活！

这就是 MELT 的用武之地。我们重新连接并调整那些潜伏的真正问题，然后使地基恢复平衡。我们补充水分和营养，确保体内环境健康且生机勃勃。然后在这些空间里释放压力，这样就可以重新整合骨盆和肩部的运动时序，重塑这些动作。

　　一旦有了新的地基，你就可以随心所欲地重建你的力量。你可以使用对稳定性的新理解和神经力量技术来不断地重建，以达到新的目标。事实上，当稳定成为你的新常态时，你可能会惊讶于自己能取得什么样的成就。

　　如果你一年赚一百万，你的新目标可能是赚到两百万。你不会停下，你总会向前看。走在街上，眼睛会盯着地平线，而不是低着头盯着地面。如果你从不环顾四周，你可能会错过眼前最令人惊叹的景点。

　　神经力量是你的神经稳定性和所有情绪体验的结合。是你自己带来了第一次做某事时所获得的兴奋和精神动力。当你度过了糟糕的一天且被情绪掩盖了现实时，神经力量能帮助你检查神经系统的引擎，为你加油并进行调节，让你意识到正在发生的事情有时是你无法控制的。

改变思维，改变身体

　　改变总是艰难的。我们的身体也抵触改变——它总会寻求阻力最小的路径，正如我们在第 1 章中讨论过的。改变不仅艰难，还令人不适。我们紧紧抓住的那些老旧的信念已经无法支撑我们当下的欲望。我的转变来自我对自己足痛的问题的理解，那个时刻真的改变了我，使我走上了一条帮助他人过上无痛的生活、重现他们身体的真正潜能以达到最佳功能状态的路。

　　当我还是竞技运动员时，如果我早已了解 MELT，我就不会因为意识到自己永远无法达到足够好的成绩而感到恐惧，像我所有的队友们一样，正因如此，我一直不断受伤。这种恐惧是不好的，因为恐惧会干扰运动表现。恐惧会干扰很多事情！

　　我现在不再害怕了。我现在有着精彩无比的事业并被爱包围着。我不再受到童年创伤的支配。48 岁的我看起来比 20 年前的我还要活泼。我感到庆幸，在 20 多岁的时候，学会了治愈我的伤痛，修复我的健康，在 20 年后，效果肉眼可见。甚至，我那时候的皱纹比现在还多！

　　也经常有人问我："这种改变能持续多久？"我总会说："你真正应该问的问题是，我们每天要花多么少的时间给自己就能创造持久的改变，并让明天变得更美好？"即便只是一会儿的自我保健也能维持很长时间，如果你知道如何正确去做。

　　在我作为老师和手法治疗师的这些年里，我了解到我能给人们的最好的礼物之一就是相信他们的韧性以及给予他们恢复的希望和信心。韧性意味着无论你遇到了什么，你都能毫不费力地应付它，而不是像定时炸弹一样把它装在你的身体里。当你可以重新连接你的神经通路，变得更稳定、更强壮、更有韧性时，为什么还要等有了疼痛信号再采取行动呢？你越早开始，就能越早地在你的生命中去使用这种年轻、充满活力的能量。当你对自己的韧性有核心信念时，你将永远保持前进。

　　使用本书中的技术，你所培养出的韧性将对你影响深远。如果你现在状态不佳，那么你将因此感觉变好；如果你已经感觉良好，那么你将保持这种状态。告诉你的身体你不会放弃它。你可能会遭受疼痛，你可能认为你做不到，你以前可能从来没有以这些方式活动过你的身体。但我在这里要说的是，任何人都可以做到这一点——无论什么年龄或健身水平。

第二部分

神经力量运动的基础

4

MELT 疗法进阶
MELT 训练的 4 个 R

如我在 MELT 疗法中写到的，过上无痛生活的前提是为结缔组织重新补充水分，并通过 MELT 的 4 个 R 原则——再连接、再平衡、再水合和再释放来恢复第 2 章中提到的三种调节器的平衡。这是自我保健和非接触性身体治疗的基础。本章作为一个简短的进阶说明解释了为何 MELT 有如此好的效果。MELT 中的许多动作和序列是 MELT 运动疗法的基础，理解这些概念以及了解基础做法很重要。

当出现酸痛时，我们往往只关注疼痛的部位。但现实是，如果出现颈部酸痛，我们首先想到的是拿一个球或用拳头狠狠地给脖子加压来抑制酸痛。我们太关注疼痛的部位了，以至于没有花一点儿时间去了解是什么导致了疼痛。这就好像受害者高呼求救却遭到打压，而真正的罪犯逍遥法外。

通过 MELT，我们可以学习到简单的评估技巧，重新了解实际情况。这可以帮助我们找出导致疼痛的累积压力发生在身体的哪个部位，而不是专注于疼痛的表象。再平衡技术通过稳定膈肌和深层核心来帮助我们的身体管理压力、修复和改善消化。接下来，我们要为身体各个器官生存的环境补充水分，这个环境也就是结缔组织。最后，释放感到压缩和紧张的空间或关节。当加入神经力量技术时，我们将能够重新整合稳定骨盆和肩带的神经机制以及神经核心的感觉运动控制时序。一旦有了更好的稳定性，我们就可以重新设计原始运动模式来改善整体功能。之后，便能够重建力量、敏捷性以及整体耐力和力量，从而就可以变得更强壮，而不会积累代偿，导致功能障碍和不良的运动模式。我们可以实现前所未有的身体目标，因为我们的身体已经建立了坚实的基础。

功能障碍的神经筋膜级联反应

大脑在不断地向你发送信号，但你在听吗？你有没有坐久了站起来以后身体僵硬的时候？或者早上起床时，足部或背部感到疼痛？这些疼痛和僵硬的情况很常见，但你从不把它当成一个问题，因为当你四处走动时，它们似乎会消退。如你所想，这些就是我所说的疼痛前信号。

就像一条缓慢流动的河流，在日常生活中会产生沉积，从而改变河流的自然流动。随着沉积物的积累，最终的结果就是出现我所说的黏性压力。一旦它开始积累，黏性压力会导致更多的症状。疼痛前的信号会迅速转变为持续的关节疼痛和肌肉疼痛，并导致你的整体表现下降。细胞和神经若产生适应性，那便是灾难性的。

如果你像大多数人一样，忽略这些信号或服用布洛芬来减轻疼痛，你就会开始出现与结缔组织完全无关的症状——例如体重突然增加、消化困难或注意力不集中。尽管你在白天感到很疲倦，但到了晚上，你却无法入睡。或者半夜醒来，无法再次入睡。这些症状是不是听起来很熟悉？

现在更大的问题是，因为身体大部分的自然愈合和修复过程都发生在深度睡眠中。如果你的睡眠不能使身体得到修复，身体的自然修复机制就无法发挥作用，第二天早上醒来，你的身体仍然充满压力。代谢废物堆积，轻度炎症发生，激素和神经递质失调。自主调节失衡，淋巴系统受到损害，自身免疫失调的概率都在增加。你不仅会觉得"不太对劲"，而且以上这些问题还会导致抑郁、焦虑，以及大多数人认为的来自衰老的负面影响。

我们无法阻止衰老的发生，但其中的许多不良影响是可以避免的或是可逆的，尤其是通过 MELT 等有效的自我保健疗法。

虽然定期喝水和食用富含水分的食物对整体健康至关重要，但当结缔组织失去适应性时，细胞无法有效吸收水分或营养，淋巴系统就会像陷入堵车的高速公路一样。改变饮食、多运动或周末睡个懒觉并不会减轻你的黏性压力。日常活动和健康饮食并不能直接解决结缔组织中的问题，也没有药物或手术可以解决它，但 MELT 旨在做到这一点。

　　虽然产生疼痛感知的是大脑，但我认为，"如果酸痛或疼痛持续存在，那么你的结缔组织也存在问题，而不仅仅是你的大脑存在问题。"这是 MELT 方法的依据，并且对你的整体表现至关重要。

▶ 活体模型

　　当我开始教 MELT 疗法时，我必须将术语简化使得它通俗易懂并且易于操作。我创造了"活体模型"这个词来表达神经筋膜功能的非随意性特征。这个模型有 5 个元素，侧重于健康人体的自主调节功能，让你能够以适用于人体而不是适用于解剖模型的方式进行自我保健的评估和练习。在 MELT 动作和序列中你将会看到这些术语。

　　自动驾驶：身体中非随意性地或无意识地起到保护、支撑和稳定作用的部分。

　　身体感觉：身体感觉有两个方面——一个是在自我评估过程中学会调整自己的身体，以识别常见的不平衡；另一个是学习了解我们的身体在没有意识或控制的情况下为我们做了类似的事情。在神经系统中有感知这种定位的感受器，其中两种主要的被称为本体感受器和内感受器。自动驾驶将其用作 GPS 系统。它监控关节与重力的关系，监督和管理我们的生理状况，使运动更精确。学习有意识地使用身体感觉而不是触觉或视觉等常识来识别常见的不平衡是 MELT 自我保健评估的基础；当我们与体内的感觉建立新的联系时，改变就发生了。

　　质量和空间：一个结构评估工具，使你不必了解解剖学。在所有 MELT 动作中，质量和空间被用作参考点，以确定正确的身体位置。主要质量是头部、肋部和骨盆。主要空间是颈部和腰部。

　　神经核心：一个简化的术语，用于描述非随意性的神经系统机制、反射和感觉运动功能，它们在无意识控制的情况下赋予我们固有的稳定性。稳定质量和空间（尤其是骨盆和脊柱），并保护器官的深层核心或中央反射就是我所说的反射核心机制。用来维持关节位置并保持直立的地面反作用力，以及使大脑与身体重心保持连接以防止跌倒的反射，就是我所说的扎根核心机制。当神经核心有效运作时，我们会感到脚踏实地，运动会感到轻松，身体稳稳地立于足上。

张力能量： 机械压力、拉伸和振动（呼吸是振动的一种形式）在体内产生的神经化学变化称为机械传导。当发生机械传导时，筋膜内的胶原蛋白就像超导体一样，允许细胞间和结构间的交流发生，由此产生从筋膜到淋巴系统的连贯运动。张力能量是一个动态术语，它简化了这些概念，并重视增强筋膜纤维之间的流体成分和空间，以增加身体的流动性和稳定性。机械加压和拉伸技术被称为水合运动，旨在提高该系统的活动性和完整性，是创造更好的关节排列、活动性和肌肉柔韧性的一种方式。

▶ 活体模型背后的科学

当我使用轻触治疗来减轻自己的疼痛时，我惊讶于它的效果，我想知道它为什么有效。我发现目前还没有大量的科学证据来支持这些技术。仅仅因为有人声称某事并不能使之成为事实。"使神经元频率正常化"或"调节身体的自然节律"的技术听起来很棒，但是如何测量这些变化呢？大多数疗法将临床检查和患者的主观反应视为变化的有效衡量标准，是否能够解释真正导致这些变化的原因？这样做不一定有什么问题，我研究过的许多疗法确实能够形成深远的疗效，即使科学上并没有对这一结果的明确定义。我相信其他从业者会同意这个观点：如果我们等待双盲、同行评审的研究来证实治疗结果，我们将永远无法帮助别人。幸运的是，科学正在追赶临床证据，并继续完善我对长寿和身体复原能力的理解。我尽可能地以证据为基础创立了 MELT 疗法，并且继续寻找新的证据来解释 MELT 的工作原理以及如何使它更好地发挥作用，并使用该方法开展新的研究。

二十年前，我认为结缔组织和自主神经系统就像消化系统和骨骼系统一样互不相干。而现在，我认为我们的内部系统实际上是相互关联和相互依存的。另外，我对阅读文献有种轻微的痴迷。当我开始寻找答案时，互联网才刚刚兴起，我对文献的获取能力有限。现在，PubMed、ResearchGate、*Journal of Bodywork and Manual Therapy*、美国国立卫生研究院和其他组织都在网上为临床工作者提供资源。我距离顶级研究人员也只有一封电子邮件的距离。我知道固执的偏见是愚蠢的，所以我致力于持续研究，因为我得到的答案越多，我的问题也越多。每次阅读文献时，我都会意识到还有很多东西是我不知道的。就好像学习带来了保持学习的习惯和永无止境的探索的乐趣。

我对 MELT 使命将一直是，揭示和简化神经筋膜科学，使公众获得力量，而不是用来自多个学科的术语，从而导致产生分离感和无助感。我的目标是找到并维护临床结果、理论和科学之间必要的边界，这个边界像筋膜一样，具有张力。

▌国际筋膜研究大会

我有幸成为筋膜研究协会的创始成员之一。自十多年前成立以来，我能够联系到的科学家、研究人员和临床医生向我分享了他们的工作和专业知识，帮助我开发了属于自己的研究项目，并巩固了这样一个事实：关于人体是如何工作的，我们还存在很多未知之处。这个协会现在横跨世界，将成千上万的从业者与研究人员联系起来——这种联系对未来的研究至关重要。自从我的第一本书出版以来，相关的研究一直在突飞猛进。创新性的发现进一步加深了我们对筋膜在支持我们的行动能力和整体健康方面的重要作用的理解。最近最重要的发现之一是卡拉·斯德科在筋膜中发现了一种新型细胞，她称之为筋膜细胞，这可能会使她获得诺贝尔奖。该细胞专门产生透明质酸，这是促进筋膜和肌肉之间滑动的关键成分。它还能促进深筋膜的功能。停下来想一想：科学家们正在发现他们以前从未知道的存在于人体中的细胞。想象一下还有多少东西是有待发现的。

筋膜不仅在支持生物力学方面发挥着作用，而且在免疫系统功能中也发挥着重要的作用。淋巴系统是我们的免疫功能和整体健康中最重要的部分，事实证明，筋膜和淋巴系统之间没有分隔。淋巴系统将多余的液体和废物蛋白质从细胞外基质和间质空隙拉到前淋巴通道并最终排出体外。它还有助于从消化系统吸收和运输游离脂肪酸。当液体从细胞外基质向淋巴系统的流动受阻时，会导致一系列的不良症状。更多针对间质空隙和流体流动重要性的研究表明，我们获得了关于结缔组织功能、弹性、癌症转移、纤维化的新见解，当然还有自我保健和手法治疗的意义。

荷兰拉德堡德大学教授、显微细胞成像部门主席、医学博士皮特·弗里德尔和纽约大学医学院病理学系教授、干细胞研究领先人物、医学博士尼尔·蒂耶斯分享了关于疾病如何改变人体组织的机制的开创性研究，以及这些知识是如何加深我们对癌症和免疫疗法的理解的。前淋巴管——弗里德尔博士称之为连接不同系统的"导管"，现在因为现代显微镜技术被更多的人了解，例如，共聚焦激光的使用使我们能够以三维的方式将活体组织的功能可视化。他们的贡献使我们更好地了解淋巴系统的功能以及与其他组织结构包括筋膜之间的联系，并为研究筋膜与疾病的状态、纤维化和疼痛之间的关系开辟了重要的新途径。

这些初步的研究结果，特别是与淋巴有关的研究结果，进一步证实了流体动力学的重要性，更加证实了水合作用对于人体适当的稳定性和整体健康状况的重要性。

结缔组织的基础细胞被称为成纤维细胞，确保胶原蛋白网络在其结构中保持相对恒定，并使结缔组织保持其物理特性。它就像一个好的管家一样，负责扫描、修复和生成胶原纤维，以保持结缔组织的连续性和完整性。成纤维细胞形成塑造身体的间质结构。这种结构性稳态对于将液体从胶原网络输送到淋巴系统至关重要。两者都在整体免疫功能中发挥着重要作用。

▍ 筋膜系统与自主神经功能和功能障碍的联系

久坐和过度活跃会导致筋膜系统的结构完整性产生不必要的适应。医学界普遍认为，筋膜功能障碍和疼痛症状有内在联系。我们知道运动、肌肉收缩、MELT 能促进液体的流动和运输，并且可以减轻疼痛的症状。而我认为 MELT 不仅有助于筋膜的支撑特性，还有助于调节身体的自主神经功能。通过临床研究发现，使用 MELT 可以立即改善心率异常、恢复血压。这就是为什么我将MELT 称为神经筋膜技术。下面解释一下我是如何将筋膜系统与神经功能改变联系起来的，包括新陈代谢和激素平衡的变化。

正如在第 1 章中所介绍的，筋膜是一个生物张力系统，它赋予身体功能性结构，并提供了一个环境，使所有身体系统能够以综合的方式运作。胶原蛋白系统是可塑的，其中包含许多可被定义的成分，如脂肪组织、神经血管鞘膜、腱膜、神经外膜、关节囊、韧带、黏膜、脑膜、支持带、肌腱、内脏筋膜，以及所有肌内和肌间结缔组织，包括肌内 / 肌束 / 肌外膜。

浅筋膜层黏附在皮肤下面，形似海绵。就像一块脱水的海绵一样，日常生活会导致这个富含机械感受器的筋膜层弹性、韧性和适应性降低。MELT 软滚轮和滚珠的使用给筋膜更多的时间适应张力和压力，这样我们就不会过度刺激这一层组织中数十亿的感觉神经末梢。这样可以避免大脑向你发送疼痛（创伤）反应。

正如早期的筋膜研究所表明的那样，让肌筋膜进行缓慢、温和的拉伸——不超出其适应范围太多——实际上会使筋膜自身再水合。随着组织的适应，可以应用滑动和剪切等技术，使其作用至更深层。

当筋膜层之间的滑动性受损时，可能会发生致密化和脱水，并影响我们的运动幅度——通常会导致感觉感受器报告问题——并且还会损害纤维和细胞之间的沟通。纤维化、瘢痕或过度的胶原蛋白沉积和交联也会导致不必要的结缔组织硬化。这种改变会产生僵硬和疼痛感，降低协调运动能力，从而导致肌肉拉伤、关节受压、感觉运动交流中断。相比之下，弹性筋膜（如湿海绵）具有浮力和适应性，可以移动、伸展、扭转和弯曲，并始终能够理想地归位。

结缔组织科学在不断的发展和扩张，让人迫不及待地想了解最新发现。如果你也对这个"为什么"感兴趣，我在本书的后面附上了一些推荐阅读。

▶ MELT 的 4 个 R 原则：再连接、再平衡、再水合和再释放

MELT 的 4 个 R 原则的每一条都具备其独特的技术，它们将带给你特定的效果。你将看到活体模型的部分元素用于简化 MELT 的 4 个 R 原则的内容、方式和原因。

第 1 个 R：再连接（Reconnect）

第一步是学习如何评估黏性压力在你体内的位置。你将使用身体感觉来进行评估，而不是常见的五种感官。身体感觉是通过结缔组织中的感觉感受器接收和传递信息。这是再连接技术的基础，也是全身的通信系统，有效的运动和平衡都需要它。使用身体感觉可以让你了解压力在体内的位置，而不是疼痛的

位置。你将学会识别许多常见的失衡，这些失衡日复一日地积累且得不到解决，学会识别失衡是在它们给你带来疼痛之前消除它们的第一步。我会在第97页的休息位评估中回顾这一点，以确保你知道如何使用身体感觉识别这些常见的失衡。

再连接技术还有助于重新校准神经系统中的自动驾驶部分，让你无须考虑即可保持平衡和稳定。自动驾驶保持平衡的一种方式是与身体重心或骨盆相连接。大多数人因为自动驾驶系统中的累积压力而失衡。MELT技术教你识别结缔组织中的累积压力是如何改变自动驾驶系统与身体重心的连接的，以免连接断开影响到整体平衡和表现。在神经核心序列中，我将教你一个称为挑战骨盆收缩和倾斜的再连接动作，以帮助改善自动驾驶与身体重心的连接。

为了解决累积压力的影响——关节受压失稳、核心失衡以及感觉运动控制错误，在治疗之前，花点时间通过MELT找出失衡，然后重新评估以记录改变。花点时间自我评估失衡问题，可以让你确定哪些部位需要关注，并感知到随后的改善和全身变化。

休息位评估和奥兹博士

当MELT于2013年出版时，我受邀录制奥兹博士秀。正准备做录制测试时，我看到了奥兹博士秀，我问他是否可以和他一起做一个简单的MELT序列，向他展示我可以多快地改变他的神经系统和其与身体的连接。他同意了，我让他躺在地板上。这就是当时的情形：

"你感觉肩胛骨下方的背部有没有贴在地面？"我问。

"没有。"他回答。

"你感觉大腿后侧有没有贴在地面？"

"没有。"

"在你的骨盆部分，你更多地感觉到尾骨还是臀部？"

"我想，是尾骨。"

"刚刚在你身上找出了三种常见的失衡。到滚轴上来。"我告诉他。当他躺在滚轴上时，我一边向他解释4种技术一边让他尝试。"首先我们将通过再连接动作将你的自动驾驶系统重新连接到你的重心，"我说，"一个动作叫轻振，另一个是移动骨盆，但不要用脚推或移动肋部。"他都试了一下。"当人们背痛时，他们无法控制或分隔骨盆的运动，"我补充道，"这种微妙的运动我称之为骨盆的收缩和倾斜，有助于大脑连接到重心。然后通过一个简单的技巧来刺激膈肌运动，激活核心反射来重新平衡神经系统，提高整体平衡和稳定性。"

不到三分钟，我们就一起完成了这些动作。然后我让他从滚轴上下来，躺回地板上，重复问了前面的三个问题。

"现在你感觉肩胛骨下方的背部有没有贴在地面上？"我问。

"哇！有了。"他回答说。

"你感觉大腿后侧贴在地面上吗？"

"他们不在地面上，但肯定更近了。"

"在你的骨盆部分，你更多地感觉到尾骨还是臀部？"

"呃，臀部。这真的很有趣。"

我笑了。"这样做有助于在几分钟内恢复身体的控制和平衡。第一步就是解除腰部不必要的紧张，这通常是导致腰痛的首要原因。"

"这是谁教你的？"他坐起来问道。

"我自己想到的，以此来模拟我用手做的事情。我称之为脱手治疗。这样我的患者可以自己去完成而不需要花那么多钱和时间来工作室找我。"

"有道理，我真的感觉到了我的背部发生了变化。"他说。

"是的，当人感受到即时变化时，才更愿意再去做这件事。这有助于他们养成自我保健的习惯，并且不需要花费时间和金钱来我的工作室找我。"我一边说一边继续排练。

他真正接受了 MELT 的力量。在录制环节，我还分享了活体筋膜的显微图像，并与观众中的一位女士一起尝试了 MELT 中的其他动作。

节目播出后，我继续在全国进行我第一次图书巡回演出，与成千上万人见面，在现场活动中与他们分享了 MELT。从青少年到老年人，从残疾人到正在参与运动项目训练的人，有一个环节是参会者分享他们学习 MELT 的原因。那是我职业生涯中最鼓舞人心的时刻之一——见到不同年龄和能力水平的人亲自尝试 MELT。

评估不仅仅是前后的比较——尽管这是每个序列的必做项，因为它允许你评估特定序列所达到的即时和具体的改变。你不必怀疑自己做的是否正确，你将会了解哪些动作和序列会达到你想要的预期结果，从长远来看，这样可以节省时间和精力。不仅如此，当你重新评估并有意识地连接你所做的改变时，你的自动驾驶系统会重置为更高效、更平衡的状态，并且它与重心的连接将更加精确和一致。你的神经系统的压力得到放松，你的身心交流和联系得到了加强。就好像你主动介入并允许自动驾驶系统重新校准。与此同时，另一个深刻的结果发生了，你的恢复调节器有机会在你清醒时占据主导地位，所以实际上你帮助自己促进了身体的自然愈合机制。

当你做每一个基础 MELT 序列之前，一定要评估你的身体是否有累积压力，做完序列后重新评估以察觉改变。随后，当你知道如何使用加压或拉伸技术后，你可以在序列中加入神经力量动作以创建 MELT 导图。

一旦你成为一名熟练的 MELT 练习者，你可以学习调动序列来创建新的序列和导图，以达到你预期的效果。这也是为什么进行前后评估如此重要。当你创建自己的 MELT 导图时，你会想知道哪些动作和序列会产生最大的变化。你还将学习使用改良的收缩和倾斜挑战以及肋骨长度等动作作为评估动作，这将进一步提高你对每天几分钟内可以对自己的身体做出的深刻改变的认识。在第 11 章中，我将向你介绍经证明可有效提高运动表现、消除关节和肌肉疼痛以及减少日常生活负面影响的导图。

再连接动作：

MELT 运动疗法中的休息位评估、休息位再评估、骨盆后倾和前倾挑战、抓握评估和自动驾驶系统评估。详见第 5 章的第 96～134 页。

第 2 个 R：再平衡（Rebalance）

神经机制保护脊柱和器官，同时保持关节稳定和姿势对齐。这些机制无法通过传统的核心练习来重新平衡，因为它并不是通过我们的思维来运作的。日常生活中的压力是导致机制失衡的原因，这会导致慢性症状，如腰痛、肠道问题，甚至体重增加。

为了简化产生稳定性和控制力的神经反射及其机制，特别是骨盆的控制，我创建了一个简单的术语——神经核心——神经核心系统的缩写。神经核心负责维持全身稳定并保护重要的器官。这个系统的反射和控制是自主的。做腹部练习不会增强对这个深层内在系统的控制。这就是为什么很多肌肉发达并且一直在锻炼的人仍然会出现神经核心不平衡。他们中的许多人，尤其是健美运动员，都患有慢性颈痛、腰痛或拉伤。自动驾驶系统一直试图做的一件事是通过与身体的重心建立起清晰的连接来保持平衡和稳定。

神经核心系统使脊柱保持稳定、保护重要的器官、帮助肠道运作，并通过神经机制和反射使身体保持稳定。它不是一个传统的肌肉系统；相反，它是一个双重神经筋膜稳定系统，在意识控制之外运作良好。这个复杂的平衡系统对整体的稳定性和运动的自如性至关重要。

在 MELT 疗法一书中，我分享了使用 MELT 软轴的再平衡序列，它比MELT 运动疗法的序列更长。再平衡序列直接影响横膈和反射核心机制。这个序列非常微妙和简单，以至于人们经常说感觉不到它的作用，但这个序列意义深远。我将教你一个再平衡序列的关键技术——3-D 呼吸，因为你必须学会在某些运动疗法序列中激活核心反射。

利用身体感觉，如果有不适或疼痛立即停止

无论何时进行 MELT 时，一定不要造成疼痛。在做任何一种技巧时，如果实践过程中压力和张力过高，就会导致再水合作用减少和累积压力增加。

当你感觉某处不适或出现疼痛时，你要明白是你施加了太多压力

或太快地施加了这些压力。这或许是反直觉的，但这样想想：如果你正处于疼痛中，怎么会想要通过更痛的方式来摆脱目前的疼痛呢？传统的泡沫滚轴和硬球通常会造成疼痛，是因为你过快过深地使用它们。大部分人使用这些工具训练，并被告知敏感区域，他们会用力压上去直到疼痛降低。

MELT 中的任何动作都不应该造成疼痛，正如我也不会有意地用双手在患者身上引起任何疼痛。压力应该是可以忍受的，所以，听从你的身体，如果感到疼痛请降低压力。

有一种创造再平衡效应的方式是治疗手和足。由于这本书是为那些希望改善功能和控制力的人而设计的，因此我在第 102~113 页添加了手和足 MELT 运动疗法，以直接作用于神经核心。这些特定技术有助于改善抓握、提高平衡性和整体功能完整性，并产生再平衡效果。

治疗足部有助于地面反应、时间和活动控制，还可以减少腰部受压。无论是从事运动还是只想轻松行走，足部治疗都是必需的。手部的治疗有助于抓握并释放前臂、肩部和颈部不必要的紧张。谁不希望自己的双手能够更好地工作呢？我们花了很多时间让穿着牛仔裤的臀部看起来很翘，我们也应该花同样多的时间来治疗我们的手和足。随着年龄的增长，你不会在乎你的屁股在裤子里看起来有多翘——但你会在乎自己是否能毫不费力地将屁股从椅子上抬起来！你可以在任何地方进行这些快速的治疗，而且只需要大约 5 分钟的时间，所以快来尝试一下吧。

再平衡动作：

MELT 运动疗法，使用软、硬球进行手足治疗。

详见第 5 章第 102～113 页。

通过 3-D 呼吸找到你的核心反射

当谈到核心时，人们会想到仰卧起坐和平坦的腹肌。比起形成六块腹肌的表层肌肉，更深层的一些肌肉可以稳定脊柱并帮助器官得到支撑和保护。即使锻炼，这个更深层次的神经核心系统的功能也可能出现故障。它与横膈有内在的联系，如果你知道怎么做，你可以改善和恢复神经核心功能。你可以用一种我称之为专注呼吸的技术来做到这一点。当你有意识地连接到核心反射时，你是否能体会到那是一种什么样的感觉？

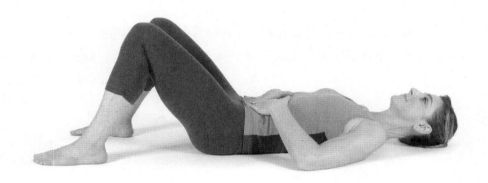

▶ 仰卧屈膝，足部踩在地面。

▶ 双手放在腹部。把躯干想象成一个鸡蛋形的圆柱。对整个躯干进行一次集中的、比正常速度稍慢的呼吸。想象将鸡蛋的中心蛋黄扩展到蛋壳。用手来感受腹部在吸气时是如何在三维空间中扩张的。当呼气时，感受腹部是如何在三维空间内收缩到中心的。在自然呼气时，核心反射不由自主地被激活，它很微妙，所以不一定能感觉到。再次吸气，但这一次要有意识地激活核心反射，通过发出嘘声来强制呼气（就像你想让某人保持安静一样）。这种增加的压力可以增强你对核心反射的感觉——一种圆柱形的、三维的向内聚集型收缩，比做卷腹更微妙和轻柔。这是一种深层的感觉，而不是浅层的。

▶ 再次尝试用力呼气，并发出"咝咝咝咝"的声音（如放气的轮胎），来提高感知腹部深处反射动作的能力。然后尝试发出"哈气"的声音（如让镜子起雾的动作）。哪种声音能让你更好地意识到躯干的收缩，意识到当你用力呼气时，这种收缩会从四面八方微妙地挤压着你的脊椎、盆底和器官？

▶ 选择最能让你感觉到腹部收缩的声音，然后再试一次。

▶ 现在进行自然地吸气和呼气，不要用声音强迫呼气，让气息自然地从身体中出来，在呼气期间，看看你是否可以有意识地连接到你的核心反射并增强对收缩的感知。

如果存在自然的呼吸模式，吸气时腹部和胸部向外扩张，呼气时像圆柱体一样的躯干向内收缩。情绪压力、疼痛和日常重复的习惯会改变横膈的这种自然运动和核心反射的收缩。

如果你能感觉到吸气时腹部放松的这种有节奏的运动，并将其与呼气时核心反射的向内聚集相连，那么你正在进行的加强核心的训练，远胜于任何腹部运动。

有意识地连接到这种收缩就是我所说的找到你的核心。稍后，进行神经核心稳定性序列（第8章）时，这将是执行提高核心稳定性和控制技术的重要因素。

在神经力量技术中呼吸的重要性

我们认为呼吸是理所当然的，一部分原因是我们不必考虑它。我们每天要吸气和呼气两万八千次（或有小误差）。然而，从情绪创伤到日常压力、妊娠、受伤，甚至是习惯性的运动和姿势，都会改变自然且有节奏的呼吸模式。

理想情况下，吸气时，腹部和躯干向外扩张；呼气时，腹部和躯干向中线或中心移动。但是，很多人在吸气的时候，发现自己的腹部向内移动，肩膀向上耸起；当呼气时，腹部会向外膨胀。这是错误的呼吸模式，或者我称之为反向呼吸机制。通常，患者会深深地吸气，几乎没有呼气，然后又迅速地再次吸气。另一些人则吸气很浅，但呼气却很长。

恢复合适的膈肌运动并激活自然核心反射是MELT疗法一书中再平衡序列的组成部分。而在MELT运动疗法中，你将通过"找到自己的核心"为再整合做好准备。

当进行MELT运动疗法时，通过放慢速度并用"哒哒哒"或"哈气"的声音加强呼气来找到核心有助于激活核心反射。理想情况下，随着时间的推移，你可以感觉到并跟随你的呼气，有意识地连接到核心反射，而不用借助发出声音来加强呼气。这是使压力调节器和恢复调节器恢复平衡的最简单的方法。尽管身体每天都发挥着许多自主功能，但对我们来说最容易接触和控制的是呼吸功能。当便秘时，你想不出更快消化食物或排便的方法。但你可以深吸一口气，有意识地连接到核心反射，感受它的三维连接。在这个过程中，实际上是在通过很小的努力来改善自然和自主调节。

这也是为什么呼吸技巧在压力时刻能让人舒缓的原因之一，因为你正在平息压力反射，促进修复，并改写你的神经通路，使其恢复正常功能。如果你想进行神经调节，最简单的方法就是通过膈肌。

膈肌是身体的呼吸装置，大脑在一天中多次发出信号使其收缩。想象一下，如果全天的呼吸都需要你自己来发出指令。你会发现自己喘不过气来，而且永远也做不成任何事情，因为你会担心因缺氧而昏倒。

但是回想一下，人们经常会使用错误的呼吸方式。你是否曾经坐在办公桌前阅读，然后突然发现自己深深地吸了一口气？你不是故意这样做的。是大脑为你做了这件事，因为它意识到你需要更多的氧气，需要更多地扩张你的膈肌。

在做任何神经力量动作之前，请找到你的核心，让身体恢复最佳的稳定性和功能。就像设定了程序一样，在重复之间重新调整并专注于核心是一个很好的练习，可以提高恢复稳定性的能力。

▶ 腹部手术和瘢痕的长期影响

皮肤在神经层面上与整个身体及其所有系统（包括情绪）相连。它通过神经元和感受器向大脑发送和接收信息。当你的皮肤被割伤时，你的大脑会发出信息并使你做出反应——你的身体也会做出相应的反应。

腹部或内脏手术（如剖宫产或切除阑尾或胆囊）可以改变神经核心的交流。如你所知，神经核心是我对大脑、内脏（器官）和重心（骨盆）之间内在联系的简化术语。手术中切入身体各组织层的切口意味着一些处于持续交流中的某些东西被打乱了。胶原纤维被切断，在最初的切口愈合和修复后，形成的瘢痕组织会导致许多层面的显著改变——结构的、情绪的和神经的。内脏手术后发生粘连非常常见，但通常在出现腰背或盆底疼痛、尿失禁、肠梗阻或脱垂等问题时才被发现。这些问题经数年的时间发展形成，并且与腹部手术的联系常常会被忽视。

此外，无论皮肤表面的瘢痕看起来多么小或多么完美，附着在其底部的胶原蛋白网络都将永久改变。无论外科医生的技能多么精湛，剖宫产都会切断和改变每层筋膜。如果剖宫产是紧急情况下进行的，那么该事件的压力和创伤不仅会存储在母亲的脑海中，还会存储在她的组织中。此外，切断这些富含感觉神经的组织层也会影响到神经系统。许多女性感觉腹部麻木，甚至麻木的感觉出现在远离瘢痕的位置。我为数百名因腰痛而来的女性治疗过，她们不知道罪魁祸首是剖宫产的瘢痕——尤其是如果她们在几年前刚生过孩子。

任何腹部手术产生的瘢痕组织都会导致神经筋膜的不稳定和功能障碍。但无论瘢痕持续了多长时间，都不要灰心，因为你还可以减少不必要的粘连并恢复筋膜和神经系统的稳定性。神经核心稳定序列的众多好处之一是让你可以再次感觉到你的组织，同时减少腰背疼痛和骨盆麻木。

瘢痕组织和你的核心

我创造了专业术语"反射核心"和"根核心"来描述双重神经筋膜稳定系统。神经核心系统与腹部的肌肉力量基本无关。我希望你忘记所有关于肌肉的事情——对于稳定来说，重要的是神经系统和结缔组织如何维持从大脑到身体以及从身体到大脑的连接。

反射核心的主要工作是支持、保护和稳定肠道到大脑的交流及其壁内的结构。在生理上，这个核心由数十亿个神经元、传出和传入感觉神经以及监测、适应和响应我们所做的一切的筋膜感受器组成。它始终处于开启状态，并被描述为一个张力系统（持续的低负荷收缩）。它从不休息。不像腹直肌（也就是通常所说的六块腹肌）那样的相位型肌肉，它的主要工作是在躯干屈曲状态下收缩。

任何类型的腹部手术都可以改变该系统的天生的、神经性的反射性质，最终导致腹直肌和腹外斜肌等浅层肌肉被过度激活。

根核心还有一项重要工作——维持质量和空间的精细平衡，以确保我们的关节有充足的活动范围。它从头到脚都有筋膜和神经系统双重连接，并在我们站立、行走或以其他方式移动时设法使我们保持平衡。当我们休息、躺下或屈服于重力时，理论上，它的激活水平会随之发生变化。

通过筋膜，这些系统与膈肌相连，膈肌是恢复神经核心功能和连接的门户。

神经核心稳定性序列展示了如何接触核心反射。它将帮助你增强或恢复反射核心，并恢复根核心的扎根机制。即使你在很久以前的腹部手术中留下了瘢痕，在神经力量上的功能恢复也远远超过了肌肉力量。

第 3 个 R：再水合（Rehydrate）

恢复结缔组织的液体环境是 MELT 疗法和 MELT 运动疗法的核心。它对你的健康来说，与均衡的饮食、安宁的睡眠和规律的活动同样重要。除了慢性疼痛之外，脱水的结缔组织还会导致许多看似无关的常见症状，如头痛、轻度炎症和肌肉无力。甚至皱纹和脂肪堆积也是由结缔组织问题引起的。

再水合事关结缔组织系统的健康。有趣的是，一旦你知道如何做，张力和压力——正是导致脱水的因素——也可以帮助你的结缔组织补充水分。

当结缔组织得到充足的水分时，肌肉会更好地工作，关节会有他们需要的支撑和空间，你的身体会更协调，以帮助吸收日常生活中的身体冲击和情绪压力。通过恢复支持关节的组织，你的整体神经接收能力增强，这使你可以通过再整合技术更好地恢复关节稳定性和控制。

MELT 再水合技术包括 3 种类型的正向加压技术——滑动、剪切和冲洗——和双向拉伸技术，以刺激结缔组织的不同受体、细胞、胶原纤维和液体。这些技术产生了类似于手法治疗的补水效果。

再水合是使用 MELT 软轴和手足治疗小球完成的。对于 MELT 加压技术而言，柔软的滚轴可为身体提供温和的正向加压，而不会过度刺激或压迫结缔组织和神经系统。对于 MELT 拉伸技术，MELT 软滚轴可稳定提升并轻度支撑脊柱、肋部或骨盆，这样你就可以找到合适的位置，在身体的特定区域获得足够的张力。这些技术可以在短短几分钟内使全身发生变化。请记住，在任何加压技术中都要保持可承受的压力。疼痛是压力过多的信号。

正向加压技术

滑动

当给患者治疗时，我可以轻松调节压力来达到想要的效果。如果用一个坚硬的东西来治疗你的组织，你会更容易按到深处，这会造成疼痛但却未必会对组织产生积极的影响。软轴对患者来说很有必要，这样可以达到和用双手治疗一样的效果。

滑动是一个双向预备性技术，旨在给浅筋膜中的感觉感受器以及组织时间来适应加压。这种活动也是一种探索性技术，帮助你识别组织中缺少适应性的部位。

随着滑动，你可能会注意到某些位置很敏感，有压痛、受限、僵硬或结节。这些就是你要去学习和辨认的感觉。这些感觉是身体向你发送该处需要帮助的信号。一旦你学会了如何辨认这些部位，你就会知道如何对抗它们——我称之为遇见障碍——而不是直接对它们加压，这是剪切技术的准备工作。

剪切

当我在手法治疗期间发现障碍时，我会用一个常见的治疗技术叫作剪切。而脱手治疗中，我尝试了各种压力和时长来形成正向改变而不引起疼痛。我发现使用软轴做两种加压技术，可以模仿剪切，我称之为直接剪切和间接剪切。

当你发现一个障碍时，你会从它的边缘而不是它的中心来剪切。剪切会刺激存活于筋膜中的细胞、纤维和受体。形成剪切后，等待片刻以诱导所谓的压电效应。当释放压力时，筋膜会产生电荷以响应施加的机械应力和剪切力。这是增强结缔组织弹性和支撑质量的第一步。

无论你使用哪种类型的剪切，滚轴都不能在你的皮肤上滑动。相反，你使用这个工具来加压和"固定"皮肤，这样就可以在下面的组织层之间形成摩擦。

在所有的 MELT 技术中，剪切是最激烈的，确保不要施加太大的压力，否则会感到疼痛。剪切时，要控制施加的压力，如果组织失去弹性，某些区域会变得敏感。剪切时肌肉越放松，自我治疗就越有效。

直接剪切：在身体部位持续对滚轴施加压力时，做扭转或揉捏动作。想象一下，就像用手掌揉面团一样活动你的骨头。执行此操作时，滚轴是静止的。直接剪切可让从皮肤到骨骼的组织进行活动和补水。剪切的区域越小，补水效果越好。

间接剪切：该技术利用肌肉收缩来为皮肤和骨骼之间的组织提供剪切。如果在滚轮上持续施加体重的压力并移动附近的关节，那么你会收缩和释放肌肉，使它们对抗压力移动。这会刺激和滋润围绕肌肉和骨骼的深层结缔组织，有助于恢复肌肉周围的滑动。这是恢复适当的肌肉收缩和张力的关键因素。

用手体验这两种剪切的简单方法：用左手抓住并挤压右前臂的中部，从左向右旋转你的右前臂，这是直接剪切。这时你的左手不能在皮肤上摩擦；相反，是皮肤和前臂骨骼之间的组织层产生摩擦。体验间接剪切时，要在弯曲和伸展手腕时保持对前臂的挤压。如果感觉到肌肉在你的抓握下收缩，那么你就会感觉到如何通过移动附近的关节来刺激皮肤下的组织。

冲洗

冲洗的目标是利用剪切产生的局部液体交换在全身范围内流动以影响整个筋膜网络。筋膜是一个连续体，因此你不必触及身体的每一个位置便可以影响整个系统。经过几次冲洗后，所有流体都以类似涡流的运动沿同一方向移动。就像在浴缸中激起水波一样，你不必触摸浴缸内的整个水面即可使其移动。

冲洗可增强筋膜系统内的张力。神经系统和其他系统的细胞都依赖于结缔组织的液体流动，将信息和营养物质输送到整个身体，并将不需要的物质转移到淋巴管和组织外，这样新的液体就可以进入。为了充分冲洗，需要保持压力稳定并朝着正确的方向快速移动。

正向加压再水合技术：

上半身再水合序列、坐位加压序列、下半身再水合序列、颈部释放序列、MELT 手足运动训练和骶髂关节剪切。详见第 5 章的第 102 ～ 143 页。

双向拉伸技术

与传统的肌肉拉伸不同，MELT 的双向拉伸技术旨在对筋膜产生细微的张力，以恢复其弹性和支撑特性。产生的张力将液体从结缔组织中拉出，当张力释放时，液体会返回微液泡空间。就像漂洗一样，释放张力会引发强大的整体液体交换，当你重新评估时，能够感觉到这种变化。

双向拉伸技术是使用肌肉在相同的时间内活动身体的特定部位。例如，当做臀部到脚跟推举时，你必须在倾斜骨盆的同时提起足跟，并向相反方向用同样的力。如果在这时弯曲膝盖，你就会失去从臀部到脚跟的张力的全部效果。专注从头到尾感受连续性的筋膜张力，而不是试图感受肌肉牵拉。（想象从两端拉橡皮筋）一旦达到了正确的位置和张力，你最多可以集中呼吸 2 ～ 3 次。

为了与组织充分接触，你必须使用特定的肌肉来正确对齐关节。锻炼核心肌肉将帮助你获得稳定性并保持正确的姿势。

双向拉伸技术：

髋部到足跟按压，"4"字动作，屈膝加压，肋部拉伸。

详见第 5 章第 113 ～ 132 页。

第 4 个 R：再释放（Release）

颈部、腰背、手和脚的日常疼痛、紧张和僵硬非常普遍，以至于运动员和年轻人都认为这是正常的。这些区域往往承受着最大的累积压力。

我从未听任何人说过成年后随着年龄的增长他们会长高。随着年龄的增长我们的关节空间只会压缩，我们因此变矮。当脊柱的骨骼彼此靠近时，椎间盘和脊髓神经也会遭受挤压。这会导致疼痛。任何由压迫导致的疼痛都意味着结缔组织中有炎症，炎症将进一步导致关节损伤。感觉和运动神经将受到损害，变得延迟，造成脊柱排列不齐。脊柱排列不齐时，自动驾驶系统必须付出更多努力来维持姿势。

关节空间缩小是由于日常的重复动作和结缔组织中的累积压力，与年龄的增长无关。这也是为什么扭腰、活动指间关节或扭动脖子并不能缓解头痛，因为没有触及疼痛根源。而且顺便一提，这些动作实际上会增加损伤和压迫。

间接先于直接

MELT 的一个关键概念就是间接先于直接。每个好的手法治疗师都应该这么做。

间接先于直接的意思是：如果你告诉我你的疼痛位于颈部，那么我会先找到其他所有的问题，反复测试，找出隐藏的罪魁祸首，然后再处理你所诉的疼痛部位。在对你的颈部做放松处理之前，我要先处理你的手、上背甚至腿。我知道你的颈部很疼，你想揉一揉这个地方，但相信我，你的颈部并不是疼痛之源。就像如果有人高喊向你求助，你不会通过打他们一顿让他们停止哭喊。不要打击向你求助的身体。我们的首要目标是提升和改善结缔组织的滑动性，使你的身体更高效地活动。

间接先于直接的另一个好处是，如果你的疼痛部位固定，那么你越是关注它，感觉就越糟糕。你会告诉自己只有让别人帮助你处理这种疼痛，你才会好起来——这种思想病毒会使你停滞不前并遭受损失。当治疗远离疼痛部位，思想病毒被中和，治愈过程才能加快。

在再释放技术中，使用细微、专注的动作使液体回流到颈部、下背部、手部、足部和其他关节的空间中，这些关节在劳损、误用和累计压力的威胁下变得不稳定。这些关节空间受累于日常活动而变得排列不齐或受限，你可以解除它们所受的不必要的压力。

这项强大的技术可以释放关节压力，缓解张力和疼痛。结果就是让你拥有更大的关节活动度和更好的姿势。记住：在释放颈部和下背部之前，先为组织补水。这样做可以在最短的时间内获得最好的效果。

再释放技术：

颈部释放序列。详见第 5 章 139 ~ 143 页。

▶ MELT 运动疗法的几个实用小技巧

MELT 运动疗法有 3 个基本的再水合序列——上半身再水合序列、下半身再水合序列和坐位加压序列。我已将腰部减压动作添加到下半身再水合序列以及颈部放松序列中，试问有谁不需要放松一下颈部和腰部呢？你可以混合和组合这些序列，或仅使用一些动作来创建一个独特的 MELT 导图。

以下是一些让 MELT 运动疗法对你有帮助的技巧。

- 组合多个序列创建 MELT 导图。这可能会使 MELT 花费更长的时间，但将获得更深远的效果。
- MELT 技术有助于改善体内每个细胞对液体和营养的吸收。因此，要获得即时和持久的效果，在 MELT 前后都要饮水。
- 所有 MELT 加压技术都只针对以下肌肉主导的部位，如上背部、臀部和大腿。不要挤压关节主导的部位，如颈部、腰部或膝关节后面。这些部位将受益于对其近端和远端的训练，而不是直接作用于此。
- 进行 MELT 的次数越多，障碍就越少。身体的某些区域，如靠近臀部深处或侧面，特别是靠近关节的地方，具有更密集的结缔组织纤维层。身体的这些区域经常被重复的姿势拉紧，从而有着更多的障碍，导致肌肉受到抑制；当在这些区域进行 MELT 时，这些部位会逐渐变得柔软，这是压力减轻并获得最好的结果的提示。
- 请记住，你的目标是在结缔组织中"唤醒一些东西"，而不是过度刺激它或感觉神经系统。过度刺激会产生炎症并降低自我治疗的效果——而 MELT 旨在减轻疼痛和炎症，而不是使其加重。结缔组织会对以精确方式施加的特定压力做出反应。施加太大压力、移动太快以及在某个区域停留太久实际上会减少 MELT 的效果。
- 最后也很重要的一点是，为了获得 MELT 的全部效果，重要的是倾听你的身体并在感到疼痛时（理想情况是在这之前）做出调整。当体验到强烈的感觉时，减少施加的压力并在需要时进行更多的滑动。

在第 6 章中，你将了解神经力量技术的 2 个 R：再整合和再构建。因为支配运动控制的神经通路必须是清晰和开放的，在每个序列的开始至少要纳入再连接和再水合；并且对于某些序列，除了再整合和再构建之外，还需要做所有

4 个 R 原则。当结缔组织得到适当的水合时，身体会对 MELT 运动疗法做出更好的反应，所以如果你是练 MELT 的新手，练习这些基本技巧和序列可以让你的身体做好准备，重新整合稳定性。

5

MELT 再水合和再释放技术

要想获得即时且持久的效果，使身体做好准备提升稳定性和运动控制是必要的。MELT 的 4 个 R 原则给予了身体额外的感知和稳定性的加持，这是任何训练和膳食方案都难以达到的。

在开始神经力量训练前，请确保自己掌握了休息位评估并对身体觉知的使用很熟悉。这样，你就可以快速调整目前的失衡状态，并快速习得能给你即时效果的动作。另外，将 MELT 运动疗法中的手足疗法加入日常训练中，是快速再平衡神经核心的最简单的办法，这也是为什么在本章中要先介绍这部分。这部分疗法也能为你的抓握和平衡提供额外加持。

实际上，对于从事运动或健身相关活动的人来说，这些疗法可以带来竞争优势。给手足做 MELT 训练有助于锻炼手眼协调、速度和敏捷性。你可以单独做这些项目，也可以将他们加入滚轴序列，以获得更佳的效果。

记住，如果你目前正处于损伤或疼痛中，手足疗法可以作为减少不必要的炎症和恢复控制性的间接措施。在开始上半身稳定训练前，先做上半身再水合序列将帮助你整合肩带和肩关节深层稳定系统的时序。结缔组织中的张力将作为运动前的辅助支持。你的运动控制时序将更加精确，如果先做再水合序列可以使再整合进程加快。

最后，所有人都应该学会释放颈部和下背部的非必要张力。如果你发现做上半身稳定序列时颈部变得紧张——即便你已经先做了上半身再水合序列，那么下次训练时你可以加入颈部释放。对于大多数人来说，日常的生活造成了这两处多余的张力和压力。我每晚睡前都会做颈部释放序列，因为这让我的睡眠质量更好。这是一种快速的疗法，更像 MELT 运动疗法中的手部疗法，它将间接改变你的整个身体。

本章节呈现了以下不同序列的 MELT 动作。

再连接

休息位评估和休息位释放

骨盆后倾和前倾变式挑战

骨盆后倾和前倾挑战

颈部旋转评估和释放

再平衡

手部运动训练

迷你手部运动训练

足部运动训练

迷你足部运动训练

3-D 呼吸

再水合：挤压

上背部滑动和剪切

肩胛骨内侧滑动和剪切

侧位肋骨滑动和肩胛骨外侧滑动及剪切

手臂滑动和剪切

胸部滑动和剪切

上背部冲洗

骶髂关节剪切

髋部深层滑动和剪切

骶骨和骶髂关节滑动

髋部侧面滑动和剪切

颅骨底部剪切

再水合：延长

肋部拉伸
屈膝按压
髋—足跟按压
体式 4

再释放

颈部减压
下背部减压

▌休息位评估和休息位释放

休息位评估

在开始任何 MELT 序列之前，都需要辨认累积压力以及它对身体的影响。在进入下一个练习之前要先进行休息位评估。

累积压力会改变身体触地部位和悬空部位的理想位置——我将仰卧位时贴在地面的身体部位称为"触地部位"，反之称为"悬空部位"，共三个分区：肩带、膈肌和骨盆。

▶ 仰卧位，手掌朝上，手臂和双腿伸直。深吸一口气，注意到身体的一些部位自然地接触地面，而另一些部位则抬离地面。如果你不需要通过活动、触摸就能注意到这些，你就已经在应用身体觉知了。

▶ **肩带：**如果累积压力位于肩带，它会改变上半身触地部位的位置。如果不处理它，发展成肩、颈、肘和腕关节疼痛的概率就会增加。

 – 理想状态：头部重心位于鼻梁正下方，左右侧的手臂对称平衡，躯干的重量集中在胸腔中部，女性的集中在内衣下缘，肩胛骨正下方。

 – 实际感觉：头部偏离中心，一侧手臂更重，或整个背部重量压在肩胛骨上。

 – 如果你不确定自己的身体觉知，缓慢地左右转头，注意是否有累积压力导致了颈部问题。感受颈部两侧的疼痛或活动受限，注意头向一侧转动时，对侧肩关节是否有代偿，这些都是累积压力的信号。

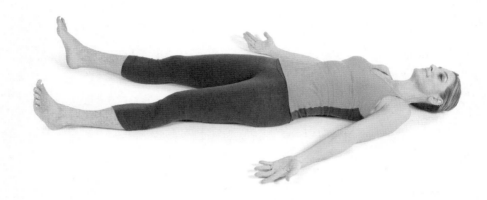

▶ **膈肌**：如果累积压力存在于膈肌，会造成下背部曲度和形状的改变，使你无法完成一次充分的呼吸。

- 理想状态：下背部的曲度很小，体现在肚脐正下方那一块狭小的空间。当吸气时，肚脐和肋骨可以均匀地毫不费力地扩张。

- 实际感觉：下背部的曲度更像是中背部的曲度，曲度的最高点超过肚脐之上。吸气时，感觉气息受限，仅能到达胸部。

- 如果你对自己的身体觉知不确定，那就使用触觉。将一根手指放在肚脐上，而不是直接触摸下背部。注意下背部的曲度是否减小，肚脐和骨盆之间是否形成一块小空间，还是感觉曲度的最高点仍然在肚脐之上。

▶ **骨盆带**：如果累积压力聚集于骨盆，将会改变下半身触地部位和悬空部位的位置。

- 理想状态：骨盆的触地部位在臀部，感觉重量分布均匀，大腿后侧和小腿后侧感觉重量分布均匀，膝关节和脚踝的悬空部位离地间隙均匀，双脚对称向外倾斜，呈 V 形。

- 实际感觉：尾骨或骶骨在地面上，一侧或双侧大腿和小腿后侧重量不均匀或感觉它们完全抬离地面，膝关节和脚踝的悬空部位感觉呈不均匀分布，或感觉脚背绷紧、脚趾指向与头部相反的方向，或双脚倾斜角度不一样。

▶ 看起来好像需要牢记很多点，但随着你更多地练习休息位评估，你会更容易找到由累积压力造成的失衡。在你感觉到的所有失衡中，我将其归纳为 4 种，因为这 4 种是压迫颈部和下背部并使神经核心失稳的主要因素。

▶ 当你躺在地板上，无论是在做 MELT 练习、跑步、打球、做瑜伽之前，还是做工作之前，如果你有以下感觉：

（1）背部的重量集中在肩胛骨。

（2）中背部抬离地面。

（3）尾骨感觉比臀部更沉重。

（4）大腿后侧抬离地面。

　　你应该每天花至少 10 分钟来消除这些代偿性失衡，以免它们积聚起来并导致更多的问题。

累积压力的信号		
	理想状态	累积压力下你实际感觉到的常见的失衡
肩带	头部位于中心	头部脱离中心
	双侧手臂重量均等	一侧手臂感觉更重
	胸腔中部重量位于肩胛骨下方，在女性内衣下缘处	重量更多压在肩胛骨，肋骨中部感觉抬离地面
	头部左右转动均等	一侧活动度受限或疼痛
膈肌	下背部离地间隙较小，对曲度的最高点感知在肚脐下方	中背部曲度从骨盆到肩胛骨，曲度最高点超过肚脐之上
骨盆带	双侧臀部重量均等	重量压在尾骨或臀部，且双侧重量不对称
	双侧大腿后侧与地面接触均等	大腿后侧抬离地面或双侧重量不对称
	双侧膝关节离地间隙均等	双侧膝关节悬空部位不对称
	双侧小腿重量均等	一侧小腿更重
	双侧踝关节离地间隙均等	外侧脚踝触碰地面
	足跟外侧承重，脚趾向上指向天花板	脚趾指向侧面或与头部相反的方向，或双侧倾斜角度不一致
自动驾驶仪	身体左右两侧感觉平衡	身体一侧感觉更重，或一侧腿感觉更长

- 我还希望你学会辨认这种累积压力是否改变了你的自动驾驶系统与重心的连接，并最终影响了你的稳定性。

- 仰卧位，感受身体的左右两侧。你感觉左右平衡吗？还是身体的一侧更重或者一侧腿更长？

- 请记住，自动驾驶系统的功能之一就是调节身体在运动和休息时的平衡和稳定。如果你感觉一侧身体更重或一侧腿更长，这就是自动驾驶系统与身体重心失联的信号。因此，你的自动驾驶仪每一天都需要更努力地工作来保持你的平衡——即使在你休息时。这就是为什么人们总感觉疲惫或焦虑，即使是在休息的时候。

如果你第一次使用身体觉知且不确定你的感觉，没关系，不要沮丧。学习使用身体觉知来辨认常见失衡是需要练习的。当我们在做一些技术或再评估时，你或许会注意到某些感觉的变化。每次做 MELT 时，做一个休息位评估，你就能获得使用身体觉知的能力，这是自我保健的第一步也是最重要的一步。学会辨认和处理疼痛背后的真相而不是关注疼痛表面，可以在一开始就降低你的痛觉。

一旦你理解了如何辨认累积压力的信号，评估就会变得容易，只需要花费你 2 分钟甚至更少的时间。

记住：无论你多熟练地掌握了 MELT 技术，如果不在训练前后评估和再评估，你都会错过这个项目最重要的一环，并降低自动驾驶系统重置的能力。

休息位再评估

做完任一序列后，都要重新回到休息位进行再评估，评估该序列带来的改变。你可能会发现治疗完上半身后会让下半身产生明显的变化，反之亦然。这在你创造自己的 MELT 导图时尤为重要。

因为躯干累积压力过多导致下背痛或髋痛并不罕见，骨盆稳定性或腿部控制都会受到影响。当回到休息位时，注意观察是否消除了某些常见的失衡。

在上半身，理想状态下你会感觉到头部和手臂居中和平衡，而且重量更多地落在胸腔而非肩胛骨。你或许还会感觉到头部左右转动变得更加容易。

你可能还会注意到下背部曲度发生了改变，且下半身的触地部位和悬空部位的位置更加正确。

最为明显的感知是"自动驾驶系统"与身体重心重新连接。通常，在完成一整个 MELT 导图的训练时，患者会告诉我，他们不再感觉身体分为左右两侧，而是感觉从头到脚的触地部位和悬空部位交替起伏，犹如波浪。

请记住，再评估不仅可以让你分辨你的自我保健是否有效，还能让你的"自动驾驶系统"重置且获得与重心的更好的神经连接。留一点时间感受并尽可能保持这些改变，再继续其他序列或开始新的一天。

▶ MELT 手足运动训练

为提高运动成绩，需要进行训练和实践。无论我们有着怎样的生活方式，身体中两个最常使用的部位——手和足——都极少得到关注。腕管综合征、抓握无力、指间神经瘤、足底筋膜炎等手足部问题可能断送一个运动员的职业生涯，也会影响日常生活。手足运动法应用 4 个 R 原则，对神经筋膜系统具有整体效用，并且可以安全地进行每日练习。在训练前进行 MELT 手足运动训练可以给予全身更好的稳定性和整体协调性。

这里不再使用休息位评估，而是用抓握评估来检查累积压力是否抑制了抓握能力，以及通过站位全身扫描评估来确定你的自动驾驶系统是否正常工作并与重心形成清晰的连接。手足运动训练有助于恢复"自动驾驶系统"的平衡性，因为数千万的感觉神经末梢存在于手部和足部。刺激这些神经末梢可以产生全身范围的信号并通过释放手足多个关节的张力来帮助自动驾驶系统的 GPS 系统正常运作。

手足运动训练包含 MELT 技术中的基本按压技术，滑动、剪切和冲洗可以提高筋膜的整体支撑质量。

你将学习如何评估手部抓握和在站立位检查自动驾驶系统的功能。请记住以下几点。

- 无论对 MELT 手足运动训练多么熟悉，都要进行前后评估和再评估，以感知训练带来的变化。
- 熟练后，10 分钟以内即可完成 MELT 手足运动训练。
- 使用大号软球时，滑动是准备动作。加入大号硬球可以增加触觉的感知。如果结缔组织未处于理想状态，可以在滑动的时候感受它的质地。如果感受到米粒或鼓包——或者像一些人所说的玻璃碴的感觉——这就是脱水的感觉。滑动并不会使组织产生长期的改变；而是给它时间，使它适应并做好滑动的准备，建立身体觉知以及学习应用无痛感的压力。

- 进行剪切运动时，需要使两个平面向相反的方向滑动。当剪切运动得当时，不仅能作用到皮肤，还能作用到皮下组织和浅筋膜以及骨骼之间。剪切运动还需伴有挤压和中度压力才能引起胶原基质的改变。请记住，胶原纤维是导体。滑动改变的是胶原纤维的张拉力。这是挤压液体并使其进入胶原纤维之间的小缝隙的关键运动。其原理类似海绵吸水，液体适应性改变后，按压组织等待一会儿后松开，即可在组织层间引发灌注。这可以加强胶原纤维的滑动，提高组织的支撑能力。不要忘记剪切运动后按压并等待一会儿可以获得最佳效果。给组织一点时间适应并形成局部液体交换。

- 完成结缔组织系统的局部液体交换后，通过冲洗运动使引导力向一个特定方向——整个组织系统进行全身性的液体交换。液体向一个特定方向移动一段时间会产生化学反应和旋涡样的放电。冲洗可以形成神经筋膜系统的诸多改变，提升稳定性和活动性。

- 还可以加入摩擦技术刺激血液流动和循环，这可以轻柔地刺激淋巴系统并帮助减少手部和足部的轻微水肿或炎症。可以使用软球轻柔地摩擦皮肤，以非常小的力作用到皮肤表层即可。

手部运动训练

需要一个大号软球和一个大号硬球。

大号软球

抓握评估

▶ 一只手握住一个大号软球，挤捏 3～4 次，换另一只手。你是否能够轻松进行有力的抓握？是否一侧手比另一侧更有力？当用力抓握时是否感觉前臂绷紧？

滑动

▶ 将球放在手上，双手手指交叉，将球从 3 号点由掌根滚向 5 号点，再以相同的压力回到 3 号点。

▶ 在掌根处来回滑动 20～30 秒。

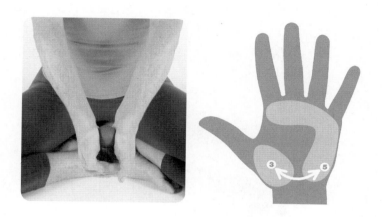

直接剪切

▶ 将球放在 3 号点，鱼际肌处。拇指伸展并沿顺时针或逆时针画小圈，持续大约 30 秒。动作正确时，球不会移动。

▶ 将球置于两手鱼际肌之间挤压并等待。保持挤压的同时做 2 次深呼吸，使组织逐渐适应。

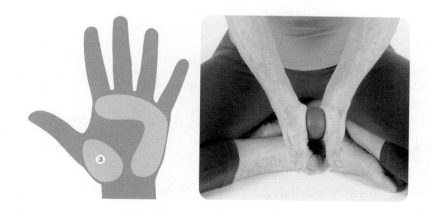

间接剪切

▶ 把球放在 3 号点，鱼际肌处，保持适中的压力，拇指向内、向外活动以间接地给予组织剪切力，运动的同时做 3 ~ 4 次深呼吸。

▶ 保持压力的同时做 2 次深呼吸，使组织逐渐适应。

前臂冲洗

▶ 将球放在手指下，缓慢地压住球并使之滚向手腕，继续向上滚至前臂和肘关节，动作应连贯。

▶ 重复该冲洗动作 8 ~ 10 次，使球从手指滚至肘关节。注意呼吸并保持压力不变。

▶ 换另一侧重复以上动作。

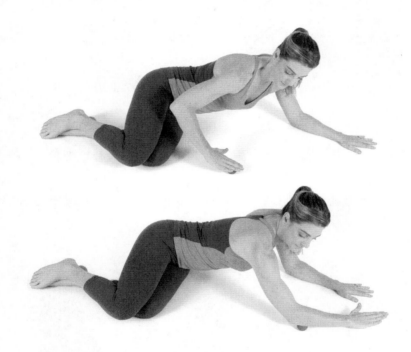

大号硬球

使用大号硬球重复以上技术——滑动、直接剪切、间接剪切和前臂冲洗。硬球不像软球那样可挤压，所以不要太用力。如果发现硬球对于前臂来说压力过大，可以改用大号软球。

摩擦

▸ 用轻、快、随机的动作，使大号硬球在手掌中滚动，确保经过手指和手腕处。

大号软球

抓握评估

记住一开始时你的抓握力，并使用大号软球重复进行抓握评估。你是否可以更容易地完成一次更加有力的抓握呢？左右两侧的抓握力是否一致？

附加手指动作

熟悉手部运动训练后，加入一些手指动作。对于需要较高抓握力的运动员来说，使用小球进行指关节解压和手指冲洗可以更好地提升抓握力和手部灵活度。

指关节解压

▸ 在示指和中指之间放 1 个小号硬球或软球，手指弯曲呈握拳状，用手指挤压球并做弹动动作 5~6 次。

▸ 将球放在中指和环指之间，以及环指和小指之间，最后放在拇指和示指之间，重复同样的挤压和弹动动作。

▸ 另一只手重复以上动作。

▸ 此训练可以改善肌腱周围的滑动。

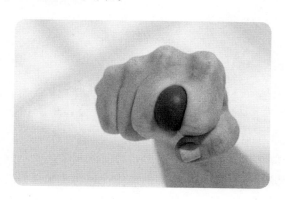

手指冲洗

▶ 一只手平放在桌面。

▶ 使用大号软球，压住球从指根部向指尖滚动冲洗。

▶ 在所有的手指（包括拇指）重复上述动作。

▶ 另一只手重复上述动作。

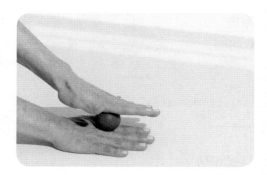

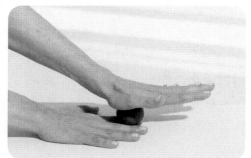

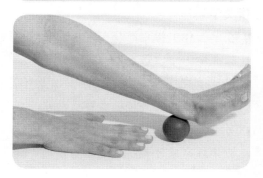

迷你手部运动训练

　　如果时间有限，可以使用大号软球做迷你手部运动训练，只需花费不到4分钟。按顺序做以下动作即可：抓握评估、滑动、直接和间接剪切、手指冲洗、摩擦和抓握再评估。

　　这项快速训练在比赛间隙非常好用，尤其是在有挥手动作的运动中，例如高尔夫球、网球或棒球，在这些运动中旋转控制和手部抓握是至关重要的。

▌足部运动训练

需要 1 个大号软球和 1 个大号硬球。

自动驾驶系统评估

累积压力干扰了你的自动驾驶系统与身体重心的连接时，它也会改变你的整体平衡和对地面的作用力。这会降低运动的敏捷性和精准性。你可以通过站立位全身扫描评估来判断你的整体稳定性是否受其影响，通过提脚趾评估你的自动驾驶系统的功能。跟所有的 MELT 动作一样，基础准备很重要。

全身扫描评估

使用身体觉知，你可以辨认累积压力是否干扰了你的"自动驾驶系统"与身体重心的连接，以及它的整体功能。

▶ 站直，双脚平行与髋同宽，脚趾朝向正前方，双手放在身体两侧，闭上双眼。

▶ 累积压力的信号如下。

- 一侧足部承重更大或与地面接触面积更大。
- 大腿或臀部肌肉紧绷，或膝关节绞索，无法在保持站立的同时自主放松任一肌肉。

▶ 双脚平行站立时，如果感觉一条腿比另一条腿更靠前或者一条腿向内或向外旋转，也是自动驾驶系统失常的信号。

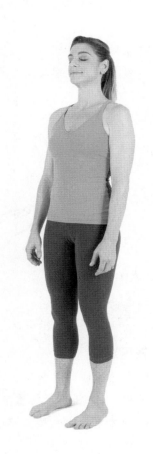

提脚趾评估

　　这项评估可以检查自动驾驶系统的功能，在没有前脚掌抓地的情况下，评估身体保持重心的能力以及触地部位与悬空部位的平衡情况。

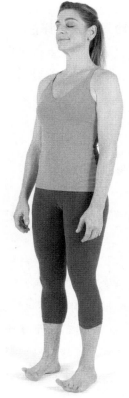

▶ 站直，双脚与髋同宽，闭上双眼，将双脚的10个脚趾抬离地面，保持这个姿势10秒钟，使自动驾驶系统找到与重心的连接。

▶ 继续闭上双眼，深呼吸，在呼气时，将脚趾放回地面。注意感受身体是否前倾或左右摆动。有偏离说明你的自动驾驶系统在寻找身体重心时有困难。

▶ 双眼睁开再次尝试这项评估，并注意在视觉帮助下偏移和摆动是否减少。

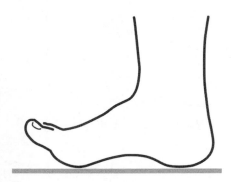

大号软球

按压点位

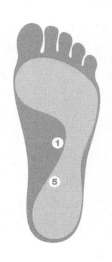

▶ 双足与髋同宽站立。将大号软球放在足下1号点（足部中心），压力保持适中，进行1次专注呼吸。

▶ 身体重量由左侧转移至右侧，缓慢地在软球上弹动5～10次，找到合适的压力，下压并等待。

▶ 帮助你的自动驾驶系统更好地与身体重心连接，保持在软球上的压力并随意地活动关节。双侧手臂置于头顶，摆动手指，弯曲脊柱，随意弯曲膝盖，回到直立姿势并进行 1 次专注呼吸。

▶ 后撤一步，将球移动到 5 号点。身体重心稍向前移，轻微弯曲膝盖并在 5 号
点上施加适中的压力。暂停一下，随后解除压力再重复 1 次。

滑动

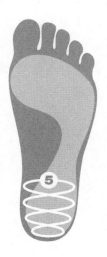

▶ 将球置于 5 号点（足跟前侧），身体重量左右等分。

▶ 前脚掌和脚趾贴于地面，足跟稍微抬离地面。

▶ 保持前脚掌贴地，移动足跟缓慢地将球从一侧滚向另一
侧，每处停留约 15 秒以找到适中的、持续的压力。

▶ 继续滚动球，从 5 号点滚到足跟末端，再往返。

▶ 为了得到滑动的最大效果，在滚动球时，需保持均匀持续
的压力。

直接剪切

▶ 使用大号软球，放置于 5 号点，保持均匀的压力并细微地活动足部使球停留
在此处 15 ~ 20 秒。请记住，剪切需要皮肤和骨之间的摩擦力和压力——球
并不是在摩擦皮肤，需要将球按压
住，用穿过皮肉到达骨的力度，来获
得剪切力，就像挤压海绵一样。

▶ 随后，停止移动，按压并保持压
力。进行 2 次专注呼吸，使组织适
应。这就像在使用海绵之前挤干它的
水分。解除压力，把球拿出。

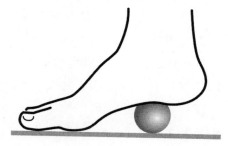

足部冲洗

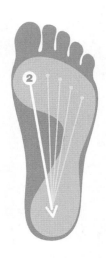

- 使用大号软球进行足部冲洗。将大号软球放在拇趾关节的 2 号点处。施加压力放松该关节，保持同样的压力使球朝着足跟的方向移动，保持均匀、持续的压力。
- 将身体的重量转移到后脚掌，提起前脚掌。将球移动到第 2 个关节，按压关节，重复从脚趾向脚跟的冲洗。
- 在每个趾关节重复该动作，在每次更换位置时，转移身体重量。

大号硬球

接下来你需要使用大号硬球重复这些技术——滑动、直接剪切和足部冲洗，但要先在 1 号点加入间接剪切。

间接剪切

- 双脚前后站立，将大号硬球放在前脚的 1 号点。足跟贴地，脚趾放松。膝盖放松，试着找到平衡点。脚趾不要接触地面，将足部压在球上，以产生合适的压力。
- 保持压力，脚趾弯曲做握拳状，接着打开，再弯曲。
- 重复 3 次。
- 保持压力并进行 2 次专注呼吸，使组织适应。

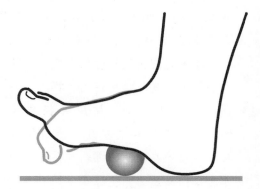

现在使用硬球重复滑动，但这次用球探寻僵硬的组织。如果你感到有结节或压痛，这就是组织黏滞的感觉。请专注于你的压力。用大号硬球重复剪切和滑动。

摩擦

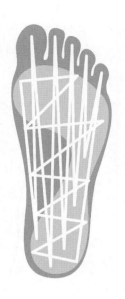

▶ 做轻、快、随意的动作，一只脚保持平衡并轻轻地按摩你的足部和脚趾。腿部放松，搭在球上做像钟摆一样的运动。

▶ 再评估

全身扫描评估

　　双脚平行站立。你可能感觉到双脚感觉不一样了。希望你能学会通过身体觉知体会液体在腿部流动的感觉。当关节内没有液体流动时，对关节的感觉会更明显。没有进行 MELT 训练的一侧，会更多地感知到髋、膝和踝关节；进行了 MELT 训练的一侧，会感觉整体更加连贯。

▶ 闭上双眼。感觉进行治疗的那一侧身体有何变化？

▶ 扫描腿部。是否感觉到腿部和足部关节的变化？

前屈测试

　　如果你不确定使用身体觉知的感觉，向前弯曲脊柱，以髋关节为轴，触摸地板。

▶ 当筋膜充满水分时，肌肉就可以有效延长和拉伸。要注意未进行 MELT 训练的一侧。如果组织脱水，你会感觉到牵拉感是节段性的，关节周围的肌腱张力更高，而不是整条腿。

▶ 进行过补水的一侧会感觉更为整体的从足部到髋部的牵拉感。

　　使用 2 种球，重复整个足部运动训练。最后，双脚交替进行摩擦，来回 2

次，再评估。如果时间不多，可以只做双脚的摩擦，使用软球进行 2 次，这是改善循环的快速训练。

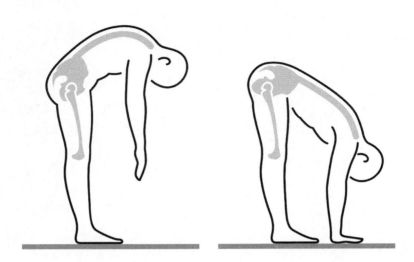

全身扫描再评估

现在你的双脚都做过 MELT 训练了，看看是否能感觉出自动驾驶系统的功能有所提升。下面是一些你或许会感知到的理想改变，这是自我保健的效果的证明。

▶ 闭上双眼，注意足部与地面接触的面积，左右侧重量是否平均。

▶ 扫描双腿。如果感觉到自己在不必要地收缩某些肌肉并需要刻意地放松它，注意在你闭上双眼的时候站姿是否自然，双腿是否平行。

提脚趾评估

▶ 闭上双眼站立，将 10 个脚趾抬离地面。你或许会注意到你的身体在很快地向后倾斜，但你也会比之前更快速地调整自己。这是一个好的信号，说明新的平衡信息正在身体中传递。现在自动驾驶系统需要时间来组织这些新的信息。这将在你走路或自然活动的时候发生。

▶ 保持闭眼，脚趾抬起，吸气，呼气时放下脚趾。是否感觉比之前偏移变少了？

　　如果你能感觉到这些变化，便已经具备了感知身体整体功能改善的能力，而这仅仅因为进行了足部运动训练！你可以在任何运动项目训练前后进行这项训练。这也是保持足部健康以及提升脚踝稳定性和活动性的好方法，也有助于寿命延长。足部运动训练可以单独进行也可以加入其他序列中。

迷你足部运动训练

　　可以用大号软球进行迷你足部运动训练，需按照如下顺序：自动驾驶系统评估、顶点按压、滑动、直接剪切、足部冲洗和摩擦。评估一侧足部的改变后，进行另一侧的训练，并进行再评估。

▶ 上半身再水合序列

　　上半身再水合序列包含上半身稳定性序列的基础动作。进行肩部稳定性动作前练习这个序列，以达到自我保健的最佳效果。共有 5 个按压动作，最常见的是上背部滑动、剪切和冲洗。如果时间紧迫，可以只做这 3 项。若时间充裕，在进行第 7 章的神经力量动作前，可以加入其他按压动作，例如按压内侧或外侧肩胛骨、肋骨侧面、手臂和胸部来创造更大或更多的改变。

肋部拉伸评估

　　在做按压动作前使用肋部拉伸作为动作评估，而不是用休息位评估和再评估。可以使用部分或全部的上半身按压动作（上背、肩胛骨内侧、肋部和肩胛骨外侧、手臂以及胸部滑动和剪切，上背部冲洗）来建立上半身按压序列。这有助于减少颈部和下背部不必要的张力和压力。

▶ 弯曲膝盖。将肩胛骨置于滚轴上。

▶ 手指交叉放在头后，放松颈部。肩关节尽量外展。骨盆后倾并保持。激活核心肌群。进行这些动作时，核心肌群、下背部和颈部保持静止和稳定。吸气、呼气时使肋部做图中动作。

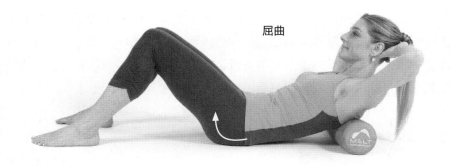

屈曲

▶ 在下一次呼气时，使核心参与并让肋部在滚轴上尽量地向后伸展，胸骨向上顶。核心肌群、下背部和颈部保持在原来的位置。

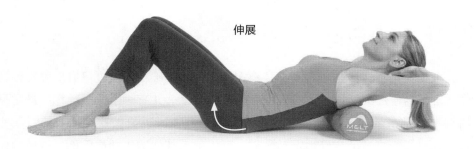

伸展

▶ 进行 2 次专注呼吸。吸气，在呼气时，屈曲肋部重复以上动作。
▶ 尝试肋部侧屈：伸展位，吸气，在呼气时，缓慢地将肋部向右侧屈，保持专注呼吸的同时，将肋部向左侧屈。在下一次呼气时，回到脊柱中立位，并缓慢地向左侧屈。保持并进行 1 次专注呼吸，使肋部向右侧屈。

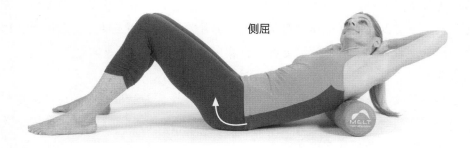

侧屈

▶ 两侧各重复 1 次。注意是否在一侧感到紧张或运动受限，记住这个感觉。在完成下方的按压动作后，重复本训练。

上背部滑动和剪切

▶ 将上背部放在滚轴上。将手放在头后做支撑，轻轻地向前屈曲肋部。手肘朝前。

▶ 收缩核心肌群，将髋部稍微抬离地面，将髋部向足跟方向移动带动滚轴向上移动。

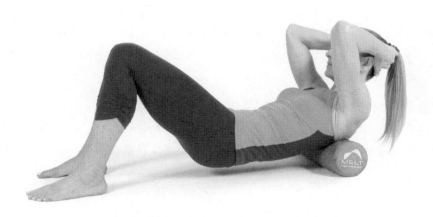

▶ 足跟用力，将滚轴上下滑动 2.5 ~ 5.0 厘米，在上背部来回滚动 5 ~ 10 次，注意是否有障碍或敏感区域。动作幅度逐渐减小，在敏感区域多滚动几次，但不要直接压在最痛的部位。

▶ 将髋部落回地面，骨盆回到屈曲姿势。轻微向前屈曲肋部，并缓慢地使脊柱侧屈进行剪切，小幅度左右扭动 3 ~ 4 次，就像在按摩脊柱周围的肉一样。保持力量不变。

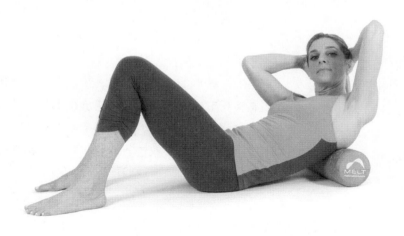

- 回到脊柱中立位，暂停，进行 1 次专注呼吸，使脊柱沉在滚轴上。

- 调整足部姿势，将髋部稍微抬离地面。足部用力，将滚轴向下滚动 2.5 ~ 5.0 厘米，移动到靠近肩胛骨下方的区域，重复滑动动作，使该区域做好移动剪切的准备。

- 找到可以承受压力的位置，渐渐缩小动作幅度，将骨盆屈曲、贴地，肋部轻微向前屈曲，躯干左右扭动进行剪切。暂停并进行 1 次专注呼吸。

　　可以在一侧完成所有动作，另一侧重复；或者每个动作双侧完成；或者挑选几个动作组成序列而不是完成所有（4 个）动作。

肩胛骨内侧滑动和剪切

- 将中背部（肩胛骨下方区域）放在泡沫轴上，双手放在头后，膝关节屈曲，足部平踩于地面。保持核心肌群收缩，将身体轻微向左侧抬起，髋部稍微抬离地面。

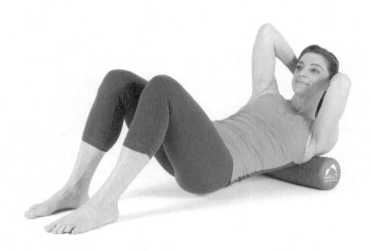

- 滚轴置于左侧肩胛骨下方，不要压在脊柱上。保持肩部放松，背部轻微向前屈曲，足部发力，将滚轴沿着肩胛骨下缘上下滚动。注意出现压痛的部位。将滚轴向上滚动到肩胛骨内侧，4 ~ 6 次。如果发现存在压痛点或障碍，则提示此处存在累积压力，缩小动作幅度，在累积压力的区域的边缘按摩——不要直接压在上面。

▶ 将左侧臀部落在地面。做剪切动作时，需要将手臂伸直并上、下活动 5～10
次，保持肩胛骨内侧的压力，以刺激肩胛骨之间的组织以及肩关节。

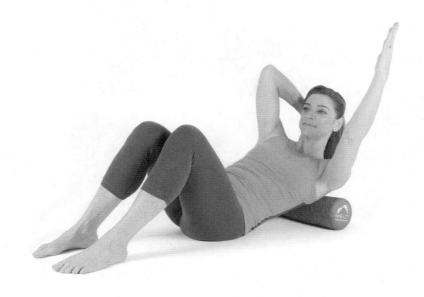

▶ 注意：如果存在颈部疼痛，将双手放在头后，用肘关节做外展动作 5～10 次
来替代；如果肩部疼痛，将手放在对侧肩膀上，肘关节画小圈 5～10 次。

▶ 当你进行剪切时，如果特别疼痛，将双手放在头后，暂停并等待一会儿，进
行 1 次专注呼吸。

▶ 回到脊柱中立位，另一侧重复以上动作，如果在一侧一次性完成了所有动
作，请进行侧位肋骨滑动和肩胛骨外侧滑动及剪切。

侧位肋骨滑动和肩胛骨外侧滑动及剪切

▶ 左侧卧位，将肋中部和上臂置于滚轴上。以手托头，核心肌群收缩，髋部
贴地。

▶ 用肋骨侧面滑动，躯干做屈曲和轻微地后伸动作 5～10 次。找到存在压痛或
障碍的区域。肋骨不做剪切。

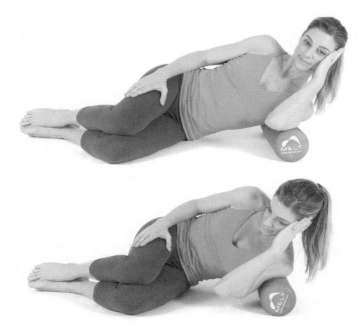

▶ 将肩胛骨外侧置于滚轴上，将躯干和左臂轻微向上旋转（内收），以滑动肩
胛骨外侧。轻微侧屈躯干，使滚轴沿着肩胛骨外侧上下滚动。

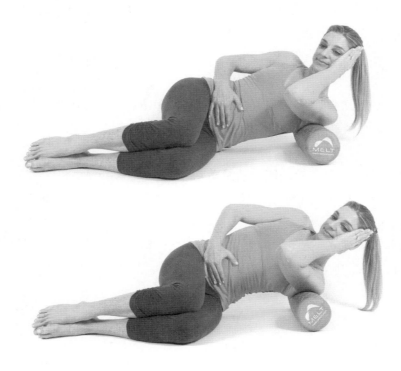

- 保持压力不变，若找到存在障碍的区域，减小动作幅度并向该区域滑动。
- 左手离开头部，保持肘关节屈曲 90°，用手臂画弧以做肩胛骨外侧剪切，并使其在滚轴上进行上下移动。

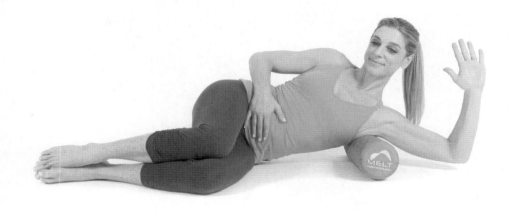

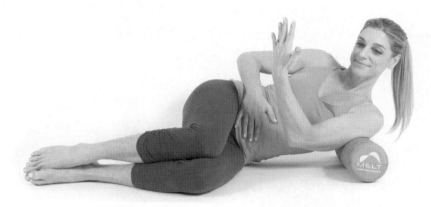

- 以手托头，进行 1 次专注呼吸，使组织适应。
- 另一侧重复以上滑动和剪切。

手臂滑动和剪切

▶ 将左臂三角肌下缘置于滚轴上，肩膀要超出滚轴。左侧肘关节屈曲，前臂放松放在地面上。

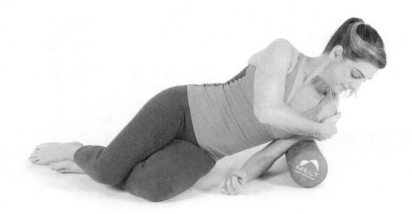

▶ 右臂放在滚轴上，掌心向上托住额头，头部放松。直视地板，以减轻颈椎的压力。屈曲上半身将手臂滑动 5～10 次，并寻找压痛点。

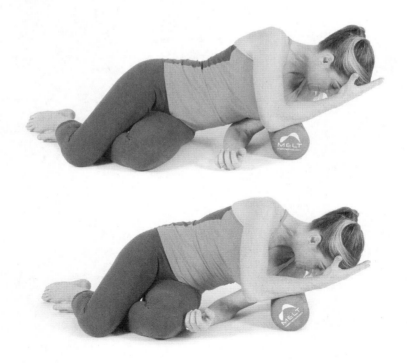

◗ 找到恰好能承受压力的点，停留在这一点，做 1 次专注呼吸，保持压力并使左臂向内、外旋转 4～5 次进行间接剪切。

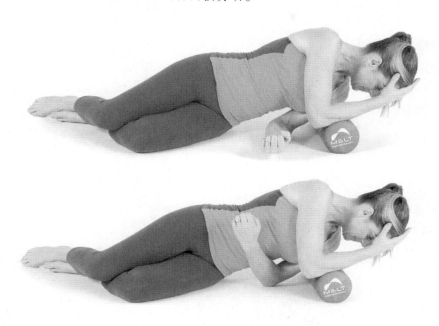

◗ 将左前臂放在地面上，向前出拳 4～5 次，进行直接剪切。

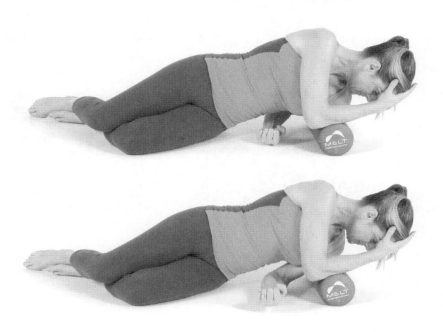

▶ 进行 1 次专注呼吸，使组织适应。

▶ 另一侧重复上述滑动和剪切。

胸部滑动和剪切

▶ 坐起身，躯干向左侧旋转，手掌撑地。

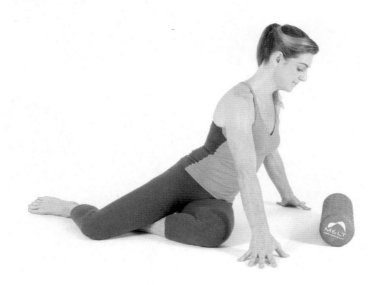

▶ 将左上臂和胸部（锁骨下方区域）放在滚轴上，看向地面。如果感觉颈部紧张，就用右手撑住额头。

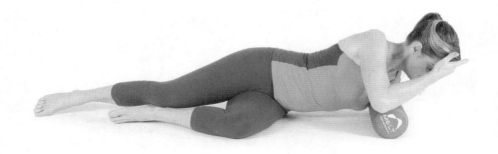

▶ 手和核心肌群发力，使滚轴在锁骨下方区域滚动，将腹部向前卷曲并将肋部后伸，感知胸骨和胸部向上远离地板的感觉。如果此时手支撑着头部，那么需要更强的核心力量来卷曲躯干使滚轴正确地滚动。

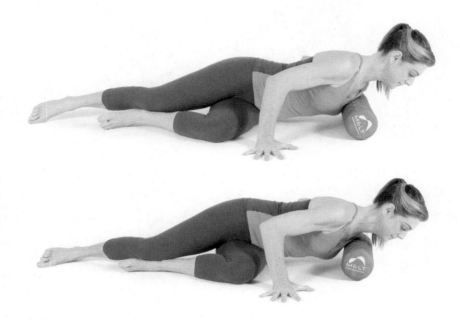

▶ 剪切运动，需要使皮肤和肋骨之间的组织进行左右运动。可以把这个动作想象成滑动智能手机或平板电脑的屏幕。暂停，在呼气时令胸部落在滚轴上，使组织适应。

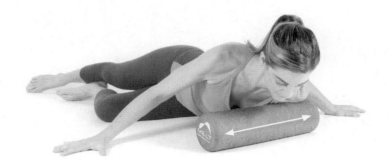

▶ 另一侧重复上述动作，如果已经在一侧完成了所有动作，则另一侧从肩胛骨内侧滑动和剪切开始重复前述动作。

两侧都完成后，进行上背部冲洗，使全身进行液体交换。

上背部冲洗

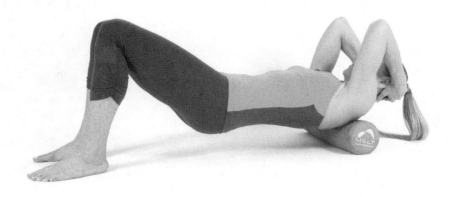

▶ 感受核心肌群，膝关节屈曲，双足踩地，将髋部抬离地面 2.5 厘米。令膝关节位于脚踝上方，使滚轴滚动到上背部。进行 1 次专注呼吸。

▶ 在呼气时，激活核心肌群，使髋部缓慢放松落于地面，通过足部推动使滚轴缓慢地滚到肋部，减轻压力。屈曲胸段脊柱以保持稳定的压力，伸展膝关节，髋部落于地面。

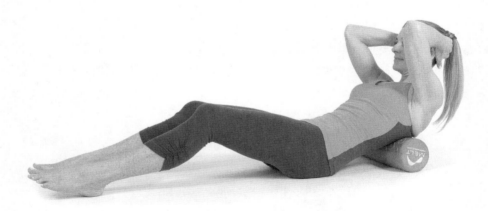

▶ 膝关节屈曲，使踝关节位于膝关节的前下方，找到核心肌群，将髋部抬离地面，继续屈曲膝关节令踝关节位于膝关节下方，使滚轴滚动至上背部。暂停并进行 1 次专注呼吸。

▶ 重复冲洗 3~4 次，使全身液体流动。

肋部拉伸再评估

再评估肋部的活动能力，查看活动度是否增大。

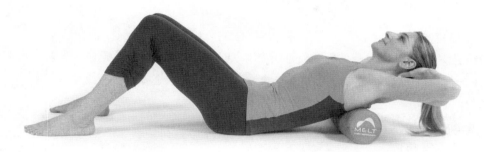

- 屈曲膝关节，肩胛骨置于滚轴上。手指交叉放在脑后并放松颈部。肩关节外展，骨盆保持后倾。激活核心肌群。在做以下动作时，核心肌群、下背部和颈部应保持稳定和静止。
- 吸气、呼气时，向前卷曲肋部。在下一次呼气时，激活核心肌群，只让肋部在滚轴上向后伸展，胸骨向上顶。核心肌群、下背部和颈部保持稳定和静止。
- 进行 2 次专注呼吸。吸气，在呼气时，将肋部向前卷曲，接着缓慢地回到肋部拉伸的初始姿势。
- 从伸展的姿势开始，吸气。呼气时，肋部缓慢地向右侧弯曲，保持并进行 1 次专注呼吸，然后向左侧屈。
- 在下一次呼气时，回到脊柱中立位，接着，脊柱缓慢地向左侧屈，保持并进行 1 次专注呼吸后，向右侧弯曲。
- 两侧各重复 1 次。
- 观察活动度有无提升，双侧肋部是否可以更加自如地活动。

下半身再水合和下背部释放序列

从基础的休息位评估开始，以休息位再评估结束，这样可以评价这个序列带来的触地部位和悬空部位的直接和间接变化。不要忘记颈部旋转的能力。你可能会发现下半身再水合序列间接地改变了颈部的活动度，以及"自动驾驶系统"与身体重心的连接。

本序列是神经核心稳定性序列的基础，在尝试神经核心稳定性序列前练习本序列，可以在最大程度上发挥神经核心稳定性序列的效果。

休息位评估

▶ 注意触地部位和悬空部位。在开始本序列前，你感知到了哪些常见的失衡？

▶ 记住你对自己的姿势、颈部旋转能力和自动驾驶系统找重心的能力的感觉。

鉴别：骨盆的后倾和前倾

对于延长动作来讲，骨盆要么是在后倾位，要么在前倾位。让我们练习一下这两个动作，这样你才能在下半身拉伸动作中专注地保持这些姿势，以得到最佳的效果。

注意，将骨盆与腿和肋部区分开是必要的，所以骨盆从后倾位变为前倾位时，记得保持其余部位稳定。这个动作很微妙且需要控制性，骨盆的活动范围很小。在进行这个动作时，其余触地部位保持不动，重新将自动驾驶系统与身体重心连接并增强控制和连接。

改良版后倾和前倾挑战

▶ 激活核心肌群，抬起髋部，将骨盆中心置于滚轴上。髂嵴应位于滚轴的躯干侧，而不是正上方。下背部不能靠在滚轴上。

▶ 足部贴地，与髋部同宽。先进行骨盆后倾。将耻骨向上朝肚脐方向卷起，感知下背部的拉伸。保持双足轻微触地，不要用力地踩在地面来完成骨盆后倾动作。

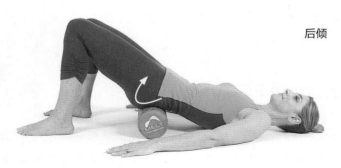

后倾

▶ 保持骨盆后倾位并进行 1 次专注呼吸。注意将中肋部的重量压在地面。保持肋部不动，骨盆从后倾位回到滚轴上。耻骨会向远离肚脐的方向移动，下背部的曲度会恢复到中立位。这个动作即前倾。

前倾

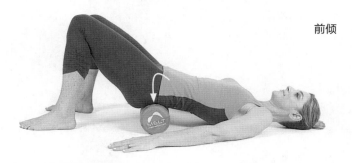

▶ 骨盆从后倾位到前倾位来回活动 5~10 次，不要用力踩地面或移动肋部，此为分化动作。专注于要保持的动作，不要想着如何进行下一步，以此来提升"自动驾驶系统"与身体重心的连接。

骶髂关节剪切

▶ 激活核心肌群，抬起髋关节，将骨盆中心置于滚轴上，确保下背部不在滚轴上。屈曲髋关节以感知核心肌群，当大腿位于滚轴上方时停止，足跟如图所示靠近臀部。

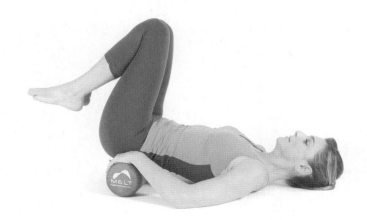

▶ 缓慢地左右滑动使骨盆侧倾，将双手放在滚轴的两端，以防侧倾幅度过大，保持滑动范围在骶骨和骶髂关节周围而不是髋部外侧。两侧膝关节尽量保持并拢，以减少下背部的压力。滑动至左侧骶髂关节处暂停。

◗ 骶髂关节剪切的方法有
3 种：① 最简单的方法是保持膝关节屈曲，在如图所示的范围内缓慢地屈曲和伸展髋关节3～4 次；② 也可以一侧腿保持不动，另一侧腿如图所示画圈，这个动作由髋关节发力，骨盆和肋部应保持稳定；③ 还可以双腿并拢以双膝画圈，在到达最左及最右侧时可以停顿一会儿，进行 2 次专注呼吸，给组织适应的时间。

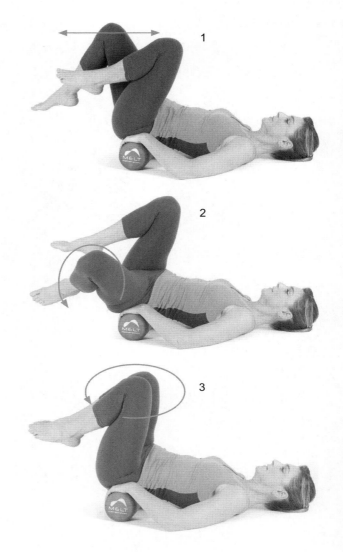

◗ 下肢回到中立位，另一侧重复以上动作。

◗ 可以使用任意一种骶髂关节剪切动作提升骨盆的稳定性并为骨盆补水。

屈膝加压

▶ 滚轴置于骨盆下方，左足踩地，右腿如图所示向胸部靠拢，使骨盆后倾并放松肋部使其下沉到地面，收缩核心肌群。

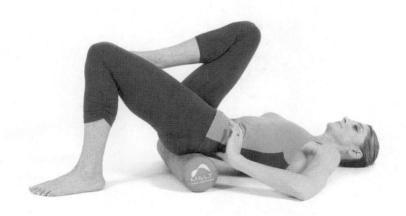

▶ 手指交叉抱住右侧小腿或大腿后侧。左足踩地保持稳定，左膝和髋关节在一条直线上。不要让左膝偏向身体左侧。确保髋部在滚轴上左右侧对称。

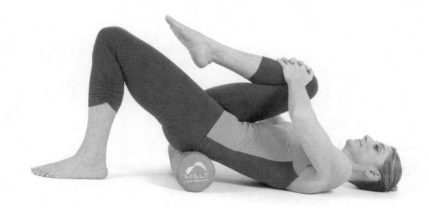

▶ 吸气，呼气时，强调骨盆后倾，并通过足趾向左膝传递能量，继而向头侧传递，感知来自左侧大腿的张力线。

▶ 再次吸气，呼气并将骨盆后倾，同时将右膝拉向躯干来加强左侧大腿的张力线。想象左膝到左脚的反方向的力。

▶ 进行 1 次专注呼吸。右足贴地，在右侧大腿重复此拉伸动作。

髋部到足跟按压

▶ 保持右足轻踩地面，骨盆在滚轴上做主动前倾，如图所示伸直左腿。

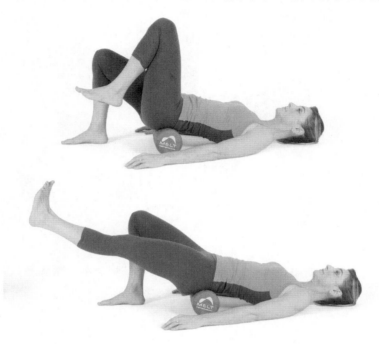

▶ 注意保持左膝完全伸展，骨盆保持在主动前倾位，肋部承重，接着缓慢地屈曲髋关节，使左腿尽量垂直于地面。

▶ 在腿部越过滚轴或膝关节开始屈曲之前停止。

▶ 感觉到腿部后侧的张力后继续将骨盆前倾，使足垂直于小腿。

▶ 进行2次专注呼吸，每次呼气时，加强从髋部到足跟的张力，随后左腿放松回到地面，膝关节屈曲。

▶ 右腿重复以上动作。

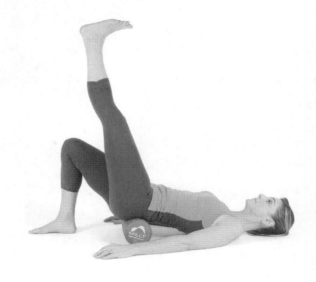

"4"字动作

▶ 左侧膝关节屈曲，左足踩地。右侧踝关节屈曲置于左膝上。吸气，呼气时将双腿向胸部移动，找到核心肌群。注意此时右侧髋部所产生的牵拉感。虽然这种感觉很舒服，但我们现在要做的是为髋关节周围补水。

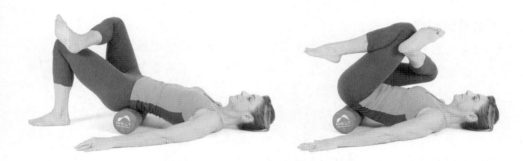

▶ 左手要么抓住右足，要么放在左侧大腿后方。右手放在右膝上。将双腿缓慢地推离躯干，直到左腿与滚轴垂直。左腿应尽量与滚轴垂直。右侧膝关节保持屈曲，右足垂直于小腿。保持骨盆双侧对称，避免侧倾。

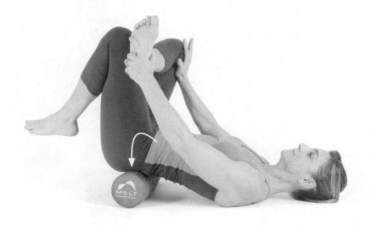

▶ 同时，在相反方向以同等强度，用右手轻轻压住右膝，使其向前向上（想象股骨从髋关节中脱离的感觉）。为了获得双侧的拉伸，轻轻地将左侧大腿往右踝关节的方向拉（将左侧大腿向胸部拉近）来加强右侧髋关节的外旋。这将加强右侧髋关节的张力拉伸。在整个动作中骨盆应保持稳定。在形成张力拉伸时，不要让骨盆倾斜或移动。

▶ 当这个"推—拉"动作形成后，进行 1 次专注呼吸，并将骨盆在滚轴上主动前倾，保持肋部贴地。吸气并缓慢地松开双手。在呼气时，使骨盆前倾但不要过度屈曲下背部，并将左腿拉向躯干，将右膝朝反方向推。进行 1 次专注呼吸。

▶ 左足放回地面，放松右腿，另一侧重复以上动作。

骨盆后倾和前倾挑战

▶ 双膝向胸部靠拢。手掌放在大腿前，靠近膝盖。轻轻地将膝盖推离胸部。大腿轻微向躯干方向倾斜，以免下背部受力过大，并尽量保持肩部放松，不要耸肩。

▶ 进行 1 次专注呼吸，主动将肋部向下沉，髋关节屈曲，使膝盖向胸部方向移动，对抗手掌施加的力，但不要屈肘或耸肩。身体不要活动。你会感知到腹部深层肌肉的收缩，这些是稳定腰椎的强有力的肌肉。

▶ 保持这个姿势，吸气，在呼气时，尽量后倾骨盆，感受耻骨向肚脐方向卷曲的感觉，大腿不要向前活动；接着，在保持大腿与手掌抵抗的力度的同时，缓慢地前倾骨盆，使骶骨和骨盆回到滚轴上。注意肋部是否随之而动，若然，则要减小动作幅度以分化骨盆和腿及躯干的力。

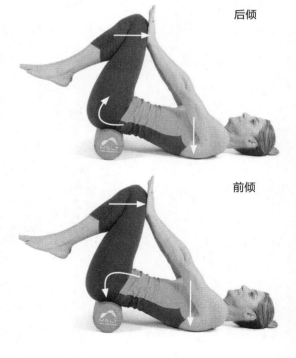

后倾

前倾

▶ 重复前倾和后倾 4 ~ 5 次，动作要缓慢；每次前倾和后倾时呼气。

   – 如果这个动作挑战性太高，就将双足放在地面上，练习改良版后倾和前倾挑战（第 126 页）来提升骨盆控制。

下背部减压

▶ 保持 3 个按压点：① 骨盆在滚轴上、处于前倾位；② 大腿与手掌相抵抗；
③ 肋部放松落于地面。

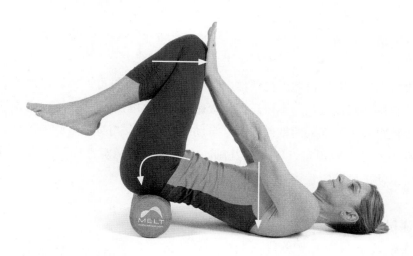

▶ 吸气，呼气时，强调 3 个按压点并收缩核心肌群，可以通过发出 "唑" "嘘"
或 "呵" 的声音来增强呼气，或进行 1 次专注呼吸。
▶ 尝试 3 次后，缓慢地将双膝向胸部移动，将滚轴从骨盆区域滚出。手臂和双
腿伸展，躺在地面再次评估触地部位和悬空部位的情况。

休息位再评估

▶ 躺在地面上，手臂和双腿伸展放松，手掌朝上。呼吸时让身体放松地落在地
面。闭上双眼，花一点时间进行再评估。
▶ 利用身体觉知，感受触地部位和悬空部位。要记住在练习这些序列前身体的
失衡情况：下半身触地部位是否感觉更沉重；在骨盆区域是否感觉臀部更重
于尾骨区域；大腿后侧是否接触地面；是否感觉下背部更放松且骨盆上提；
是否感觉肋部更贴近地面。
▶ 颈部是否有了更高的活动度，旋转颈部时疼痛感或僵硬感是否减轻。
▶ 评估自动驾驶系统。身体左右两侧是否感觉重量更均匀；是否感觉左右两侧
的不对称减轻。
▶ 最后，进行 1 次深呼吸并在肺部吸入空气时，感受躯干的哪个部位会扩张。
你是否感觉到活动更自如；深呼吸是否更加容易。

▶ 自身的改变不仅可以使你确认自我保健的效果，也可以使你的自动驾驶系统重置并获得与身体重心更好的神经连接。

坐位加压序列

进行本序列前进行休息位评估，结束后进行休息位再评估，以评估本序列带来的直接和间接变化。不要忘记检查旋转颈部的能力。你会发现坐位加压序列间接地提高了颈部的活动度以及"自动驾驶系统"与身体重心的连接。

本序列是下肢稳定性序列的基础。在进行下肢稳定性序列之前练习本序列，可以使下肢稳定性序列达到最佳效果。

髋部深层滑动和剪切

▶ 坐在滚轴上，膝关节屈曲。手放在滚轴前的地面上，滚轴在坐骨下来回滚动。

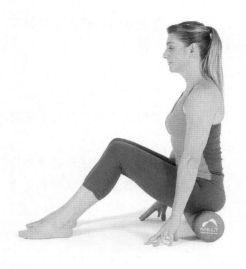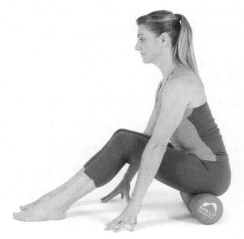

▶ 左手放在滚轴后方的地面上，以支撑你身体的重量，右手放在膝部，左侧坐骨在滚轴上滑动。注意坐骨周围是否有压痛点，或者坐骨是否在滚轴滚过时发生弹动。

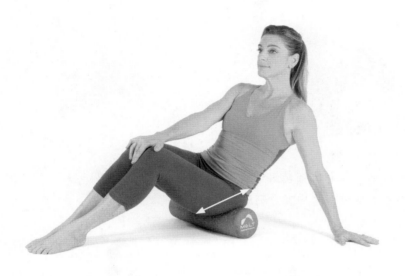

▶ 当你感觉身体平衡并可以控制身体在滚轴上的动作时，保持核心肌群收缩，左膝尽量贴地。腿部在这个姿势下放松，并继续在髋部深层滑动 6～10 次，使用右腿和核心力量来控制滚轴活动。右手轻轻地压在地面以减轻肩部张力。轻柔地带动滚轴滚动，当感觉到障碍时减小活动幅度。也可以在这一侧髋部的周围画圈。遇到障碍时，进行 1 次专注呼吸。

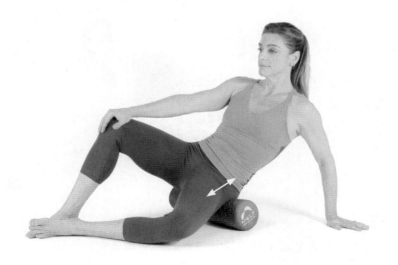

▶ 髋关节外展外旋、内收内旋产生间接剪切，重复3~4次。

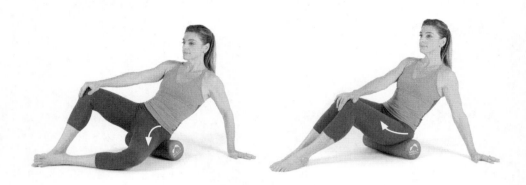

▶ 将左腿伸直，身体带动滚轴滚动3~4次，产生直接剪切，不要在髋部的区域做横向摩擦，这样容易刺激坐骨神经。

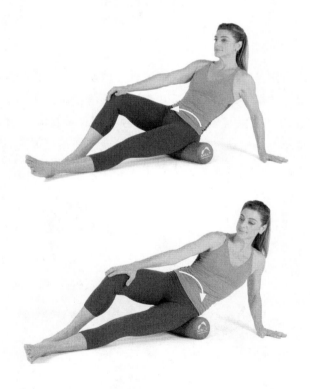

▶ 进行1次专注呼吸并等待组织适应。
▶ 身体斜向另一侧重复以上动作，开始时膝关节屈曲。

坐骨三角和骶髂关节滑动

▶ 将滚轴放在骶骨中部、骨盆后侧。双手如图所示放在身后，手指朝外，手肘弯曲，核心肌群收缩，臀部放松，膝关节屈曲，保持肩膀放松。

▶ 主动后倾骨盆，双手和双足用较轻的压力撑地，以激活核心肌群。肋部轻微前屈，吸气。

▶ 在呼气时，骶骨带动滚轴滑动 6～10 次。

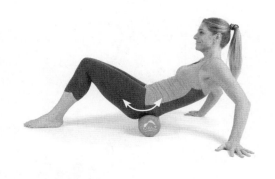

▶ 双足并拢，膝部稍微倾斜到左侧，继续滑动动作。现在重心在左侧的骶髂关节。保持手臂张开放在身后，手指朝外，肘关节屈曲，激活核心肌群，臀部放松。保持肩部放松，骨盆位于轻微后倾位。

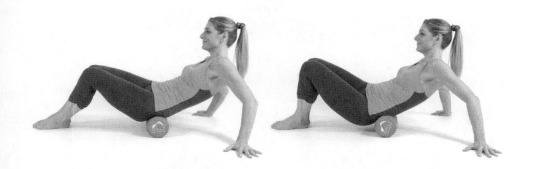

▶ 在左侧骶髂关节处滑动 6～10 次，用核心肌群和腿部肌群来控制滚轴的滚动和速度（手臂仅起支撑作用）。

▶ 将膝部倾斜到右侧，在右侧骶髂关节重复该滑动动作。记住哪一侧压痛感更强。可以在压痛感更强的一侧再重复 1 次滑动动作，再进行下一个动作。

髋部侧面滑动和剪切

▶ 左手放在滚轴后方的地面上，膝关节屈曲，一侧骨盆置于滚轴上，与滚轴接触的区域为髂嵴以下、坐骨以上。保持肩部放松和核心肌群激活。

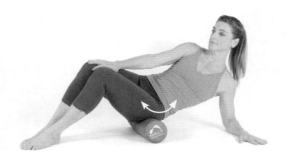

▶ 可以把右手放在膝部，吸气。呼气时右腿发力滚动滚轴完成滑动动作。右膝正对天花板，左膝放到地面上并继续滑动动作。当遇到障碍时，减小滑动的幅度，抵着障碍滑动。

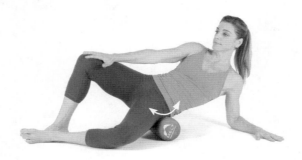

▶ 通过外展外旋、内收内旋髋关节创造间接剪切，重复3～4次。

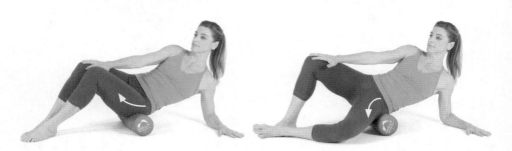

▶ 伸展左侧膝关节来创造直接剪切，保持压力的同时旋转身体 3～4 次。

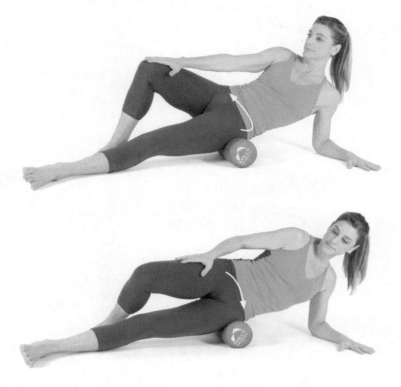

▶ 如果感觉到突起，可以尝试横向来回滑动你的骨盆 3～4 次，以按摩骨盆周围的肌肉。
▶ 进行 1 次专注呼吸并等待组织适应。
▶ 激活核心肌群，抬起躯干，换另一侧重复以上动作。

▌颈部释放序列

　　可以单独做这个序列，或将之加入其他稳定性序列来提升颈部的活动度和功能。不要忘记用休息位评估和休息位再评估来评估你的触地部位和悬空部位，以及目前的颈部活动度。你可能发现加入这个序列后许多常见的失衡得到了缓解，稳定性序列的效果得到了提高。颅底有许多感受器，所以本序列可以快速地提升自动驾驶系统的效率和控制性。

颈部旋转评估

▶ 仰卧，手臂和双腿伸直，寻找触地部位和悬空部位的累积压力和常见失衡。

▶ 左右旋转颈部，注意是否存在动作受限或疼痛，或肩部随之而动。

▶ 花一些时间感受身体左右侧的平衡。请记住，如果"自动驾驶系统"与重心连接稳定，你会感觉左右平衡。如果你觉得一侧不对劲，在开始本序列前记住这种感觉。

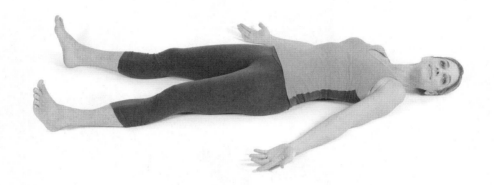

颅骨底部剪切

▶ 仰卧，膝关节屈曲，将滚轴放在颅骨底部，下颌微微抬起。为确保滚轴在正确的位置，后发际线应该位于滚轴的斜侧面而不是正上方。

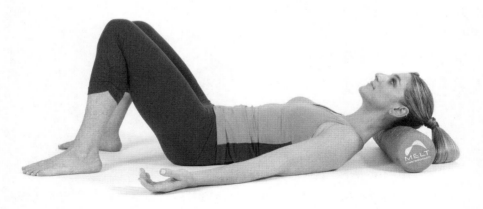

▶ 缓慢地左右旋转颈部。如果滚轴的位置正确，它会保持不动；如果它滑向颈部，说明其位置太靠近颈部；如果它从头部上方滑出，说明在旋转颈部时没有抬起下颌。

▶ 确认滚轴位置正确后，左侧髋关节外展外旋，使左腿落于地面，颈部轻微向左侧旋转。

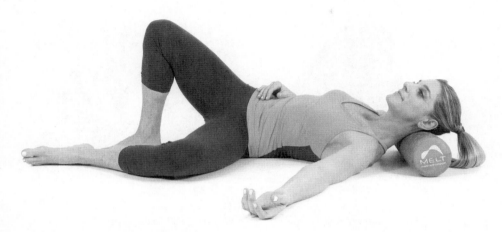

▶ 放松肩部，通过头部画圈进行 4～6 次剪切，再朝反方向画圈 4～6 次。缓慢地左右旋转颈部，进行横向摩擦。想象皮肤固定在滚轴上，头骨与皮肤内侧之间摩擦。在旋转颈部时，感受耳后的皮肤被挤压或拉紧。

▶ 暂停并进行 1 次专注呼吸。

▶ 缓慢地使身体回到脊柱中立位，右臂伸直，使右膝屈曲落于地面。通过画圈或小幅度地旋转颈部对右侧颅骨底部进行剪切。动作幅度应小而可控。暂停并进行 1 次专注呼吸。

▶ 在双侧都做完后，仰卧屈膝，头部在滚轴上回到中立位。微微抬起下颌。保持压力稳定，头部模仿仰泳的动作，在滚轴上滚动 5～6 次。

▶ 停止并进行 1 次专注呼吸使组织适应。

颈部减压

▶ 头部枕在滚轴上，鼻尖向上，像在努力直视天花板一样，向着颅骨后部的中心，将滚轴向上滚动 2.5 厘米。

▶ 确认滚轴位置正确，双手放在身体两侧并保持这个姿势，保持滚轴和头部的接触点在颅骨后部的中心。

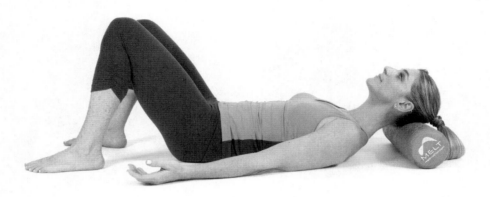

▶ 吸气，在呼气时缓慢地收下颌，但不要完全闭合颈部的空间。

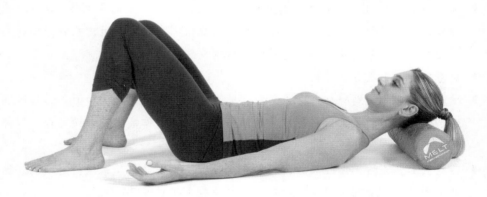

▶ 暂停，保持这个姿势，吸气，在呼气时颈部伸展，使鼻子和下颌指向天花板，就像闻到一阵香味或者亲吻比你高的人。暂停，保持这个姿势，吸气，在呼气时颈部屈曲。

▶ 重复这个点头动作 4 次，在吸气时暂停，呼气时活动。接着，把滚轴拿开，头部回到地面重新评估。

颈部旋转再评估

▶ 仰卧，伸展手臂和双腿，颈部空间可能变得更开阔了。颈部发热也是常见的感觉，这意味着血液流动和水合作用恢复。左右旋转颈部，观察活动度是否增加，疼痛是否减轻。

▶ 颈部稳定性的改善可以带来全身的变化，所以也注意下你的触地部位和悬空部位。即使你没有针对下背部做任何训练，颈部的放松也可使你的下背部张力改变或自动驾驶系统和重心的连接改善，你是否感觉身体左右更平衡？

　　在进行补水和释放序列之后，你会感觉到身体正快速地发生变化，身体恢复平衡。

　　使用身体觉知是一种新鲜的体验，一些人可能很容易掌握其方法，而另一些人可能感到困难。一些患者说他们感觉不到任何东西。在我明确地指出之前，他们没有意识到的是，"什么都感觉不到"在某种程度上是不可能的。你不会"什么都感觉不到"，你只是不确定这种变化。说到恢复力，自我保健是最好的锻炼，但它需要不断地练习和重复，就像体育训练一样。你必须调整自己的思维，邀请自己去感知身体内部的变化，例如感受到不必要的紧张并能有意识地放松。感知细微的变化可以对你的功能、感知、行为和学习产生极大的影响。

　　改变无论多小，都对你的寿命至关重要。当你试图去改变却觉得自己无能为力时，你会觉得自己如此渺小并感到沮丧。我理解这种感受，但是从自我保健中你确实可以收获变化。习惯不完美是我的座右铭。你只是想确定身体的基线。评估，然后再评估。记住哪一个序列的效果最明显。也不要放弃那些似乎没有带来改变的序列，因为你很快会在神经力量动作中发现，这些序列在不知不觉间正帮助你恢复稳定性，并使你感觉到更大的改变。

　　记住，问题不应该是练习多久才能为你带来改变——而是，在正确的方向上能以多么少的练习来感知变化？小的步伐有时可以比一次偶然的跳跃带你去更远的地方。

6

再整合和再构建
神经力量技术的 2 个 R

ELT 训练的核心是缓解结缔组织缺水或累积压力，如果不处理这些问题，它们会累积并造成常见的失衡，进而导致颈部或下背部出现不必要的张力或压力，形成慢性疼痛。

MELT 技术的 4 个 R 为再连接（Reconnect）、再平衡（Rebalance）、再水合（Rehydrate）和再释放（Release），可提升筋膜功能和稳定性，为结缔组织补水，可以改善感觉运动通路的环境，使关节和肌肉得到足够的空间和连接来更好地运动。筋膜在健康时会参与你的运动，使肌肉和关节做好准备，让你更有效地活动。除此之外，一些肌肉的收缩是用来稳定关节的，而另一些肌肉的收缩可使关节活动。

神经力量技术的 2 个 R 为再整合（Reintegrate）和再构建（Repattern）。本章将介绍如何恢复神经通路和如何找到对运动稳定性非常有必要的运动反馈的自然时序。这 2 个 R 将让你稳定、有效地运动，恢复活跃的、无痛的生活。

本书第 1 章介绍了原始模式——基本的运动程序——随着胎儿发育逐渐形成，在两岁时成型。原始模式我们会在一生中持续使用，以维持稳定和进行活动。形成了习惯性姿势和动作后，我们才开始采用代偿模式——即使我们认为自己在用正确的方式锻炼和运动。损伤、妊娠和衰老都会促进代偿性稳定和动作。当自然的、整体的稳定通路被改变，我们稳定和活动身体的方式也会改变。

有一个典型例子，几年前在健身房，一位健身人士来向我咨询。他每次做卧推肩膀就会痛。我教他做了一组快速的 MELT 手部训练和肩部稳定性序列，然后叫他再试一下卧推。他拿起了 325 的杠铃，伴随着"嚯!"的一声，他快速地将杠铃放了回去。起身后我询问他是否还好，"我以为你把重量换了!"他说。

"我没有，"我微笑着说，"继续，做 1 RM 的卧推。"

他一口气做了 3 个，而后惊喜地看着我。

"你做了什么?"他问，"太神奇了!"

"并不神奇，"我告诉他，"我只是激发了一些神经力量方面的改变。之前，当你弯曲手肘时，你的肩膀看起来有些代偿和不稳定，你的肌肉以错误的模式被激活。刚才的训练促进了你的结缔组织再水合，并通过再整合技术引导脑的关注，在你再次运动之前，使错误模式'出局'。变化就是你的肩带更加稳定了，你的脑使用了新的神经通路来活动你的手臂。"

"但是动作是一样的。"他困惑地说。

"是又不是。动作看起来一样，但执行动作时的稳定性和控制能力提高了，当你将重量放低到胸口时，再次举起就变得更加容易了。"我回答道，我知道他一时无法理解。

他的眼睛亮了起来："那我现在变得更强壮了吗?"

"并不是更强壮了，你只是变得更加稳定了，所以代偿减少了。你的肌肉激活时序改善了，所以你感觉推重量时更容易了，因为你的肩关节处于更合适的位置。"我向他解释道。

我知道他懂了，因为接下来他说："这个训练的效果如此显著，真是令人惊艳，我下次举重之前是不是应该继续做这个训练呢?"

"是的! 如果你能先花 10 分钟来稳定肩关节，你就能提升运动表现并降低损伤肩关节的风险。"

他领略到了 MELT 运动表现训练的魅力。

这就是再整合和再构建的作用：恢复身体深层稳定系统的正确神经通路，使其正常激活。虽然稳定性通常不受我们意识的控制，但这项技术会教你如何重新打开通路及重新激活稳定系统。在做任何动作之前，让你的脑有机会重新启动一个适当的神经稳定性的通路。

本章解释了为什么以及如何做再整合和再构建，这两项技术总是同时工作——它们是 MELT 运动表现训练的两个连续的步骤。若没有重新整合适当的神经通路，再构建只会产生更多代偿。你将学会如何辨认及感知身体所处的不恰当的姿势，并进行再整合。这其中的关键是在你进行再构建运动前让身体的稳定系统重新启动。

再整合和再构建帮助身体在日常活动中变得更加稳定。手臂和腿部肌肉募集会更加高效；你将能够维持骨盆带和肩带的平衡性、整体性和稳定性；你将提升各个方向的动态敏捷性；你的关节会受到更少的压迫，这意味着能量更多，疼痛更少，以及运动表现更好。

在随后的几个章节中，你将很快发现什么动作可使这 2 个 R 更加有效。任何人都可以做这些基础动作，无论什么年龄或运动水平，都能借此达到更好的稳定性和运动控制。

▶ 稳定系统

在继续讲解再整合和再构建的细节之前，有必要介绍一下骨盆和肩部稳定系统的基础原理，因为这有助于理解这 2 个 R 为何能够如此高效地提升运动表现。

我发现在学习稳定系统的原理时，人们常常感到困惑，但其实它只是非随意性的慢缩肌纤维和随意性的快缩肌纤维分别作用于稳定趋势和运动趋势。稳定系统提供了非随意性的、神经的、感觉运动控制潜力。需要了解，无论我们运动与否，脑是如何向肌肉发送指令的。当我们活动时，首先必须要保持稳定，这样才不会让关节代偿。这就是稳定的意义。我们不去想它；我们只是做我们要做的事，去我们要去的地方。

骨盆和肩部的稳定系统"预测"我们的动作。这种非随意性的、深层的、慢缩肌纤维位于关节附近，用来创造稳定性。在运动过程中，我们的这种控制是无意识的，但我们可以评估对这些肌肉的控制。

这里举一个肩关节稳定性和活动性的例子。肩袖肌群中的一个关键肌肉称为冈上肌，正常情况下，当三角肌和其他肌肉共同收缩使肩关节外展时，冈上肌被激活将肱骨头下拉，稳定在肩关节囊中。在这种情况下，冈上肌充当肩关节的稳定肌，而三角肌为活动肢体的运动肌。如果冈上肌不被激活，而你仍然活动了你的手臂，那么你就会通过代偿完成这个动作，而这种代偿往往是无法察觉的。当我用这个简单的动作评估咨询者时，在抬起手臂前通常他们会出现耸肩或者肩部向上提，轻微歪头，腰部细微地侧屈。他们并没有意识到他们的动作是错误的。当做重复性动作时，通常注意不到代偿的出现——尤其是专职进行某项运动时。

通过改善稳定系统，再整合和再构建会提升你的稳定肌群的募集，从而使功能得到改善，使运动更加精确。

骨盆带和肩带：两个主要区域

近期的研究集中在骨盆稳定性以及如何获取感觉运动控制方面。关注骨盆（人体直立姿势下身体的重心所在）比关注脊柱更能够实现对背痛的理想的治疗。这个新的研究强调了 3 个主要因素：结构（解剖构造）、功能（感觉运动控制）和思维（讨论人体运动表现和稳定性时的情绪和觉知）。如何将运动提升到最佳水平方面的研究是困难的，因为每个人的骨盆解剖都是独特的，年龄、妊娠和病史通常也对骨盆有不同的影响。

现在对于你来说更重要的是，知道人体中两个给予身体稳定性的部位分别是骨盆带和肩带。它们被称为"带"不是无缘无故的——就像女生用来支撑腹部的束带，这两个部位给予身体所需要的支撑，让手臂和双腿可以自如地活动。

骨盆带和肩带在活动时为四肢提供支撑。这是理所当然的：无论你的动作像抬起手臂开门那样简单，还是像跳芭蕾舞一样复杂，学会整合稳定性并重新构建主要运动模式可以让你的脊柱、手臂和双腿更高效地活动。

MELT 运动表现训练最独特的部分是用"先间接、后直接"的方法来提高骨盆带的稳定性。例如，以提高肩部稳定性和灵活性为起点——让你能够随心所欲地挥动网球拍而不会感到疼痛；或者，在你的臀部建立更好的神经时序和运动控制。网球运动中挥拍的力量不是来自手臂，而是来自双足。因此，如果骨盆不稳定，就无法旋转躯干来获得挥拍所需的速度和准确性。肩部可能出现拉伤，但这个问题可能是由骨盆不稳定和移动手臂之前开始的代偿引起的。

正如你将在第三部分中看到的那样，MELT 运动表现训练下肢稳定性序列可以提高网球运动中挥拍的准确性和力量。一旦臀部和地面的反作用力更有效，就可以加入上身稳定序列来提高精确度和力量。

这些稳定肌群为何被抑制？

稳定肌群被抑制有以下两点原因。

- 结缔组织缺水，是失衡的首要原因，可导致缺乏力量，进而出现不良的运动模式。当筋膜失去弹性和支撑特性时，感觉运动功能会被延迟，因此运动有效性大大降低。
- 肌肉的过度使用、误用、废用以及老化，都会造成肌肉失衡，导致一部分肌肉缩短而另一部分肌肉变长。如果肌肉在运动时无法收缩或放松，疼痛、关节压迫和代偿就随之而来。问题的关键不在于肌肉是缩短还是变长，无论哪种状态它的运动反馈都可能被抑制或减弱，短缩的、紧张的肌肉并不一定"强壮"。这两者中任一种状态都会使肌肉失去适应性和反应的能力。它们所主导的动作就无法满足我们日常的重复需求。当我们以不良的姿势坐着，或者重复某一动作，而这些肌肉无法满足我们完成动作的需求时，稳定肌群便无法使关节稳定在中立位上，我们赖以活动的非随意神经机制也会发生改变。当谈到肩部和骨盆稳定肌群时，受抑制的或无力的肌肉更易被拉长，它们所主导的动作更加不稳定。活动肌长期紧缩，导致关节、神经或为肢端提供血液的血管受到压迫。这会降低手部的抓握力和精细控制，以及走路、跑步或运动时的稳定性以及对地面反作用力的控制。

直到在活动时感到关节疼痛，我们才意识到肩关节或髋关节的稳定性下降。这是大部分人发现问题的契机——他们并不确切地知道，但90%的情况下，这就是在活动时关节疼痛的原因。

神经力量技术的 2 个 R 如何预防这种抑制

当完成 MELT 训练时，感觉神经周围的结缔组织得到适当再水合，感觉运动控制就会更加精确。这可以让神经或感觉运动控制更加有效。

神经力量技术专注于再整合深层稳定肌群的肌肉时序，并将其作为恢复功能的切入点。关注保持稳定的因素而不是运动本身，创造重新打开神经稳定潜能的起点。

稳定性的关键是肌肉时序。稳定肌的收缩由脑中产生复杂信号的神经元启动。神经力量技术可优化关节的深层稳定系统的肌肉时序，尤其是在骨盆和肩关节。

我们需要重建神经稳定性的"地基"，而不是在流沙上建造新的建筑，避免在被代偿搞得疲惫不堪时，糊里糊涂地创造看似强壮但功能失调的运动模式。这样你才能在训练中不断达到新目标。

▶ 神经力量技术的发展

我在作为神经肌肉治疗师使用手法治疗期间，发明了再整合和再构建技术，并用这些技术来评估患者在运动时是否有恰当的肌肉时序。我学会了如何辨认肌肉时序延迟，以及如何手动停止不良模式，通过再整合和再构建提高功能。我花了几年的时间磨炼这些技术。

这些技术的缺点是即便我可以评估并干预和恢复患者的肌肉时序，但我无法向他们解释如何在家中练习来抵抗从离开诊室时便开始积累的新压力。我可以帮助他们向着正确的方向做出改变，但是没有他们的参与和觉知，效果从来不会持久。患者们的生活方式和运动模式总会形成新的累积压力，而他们总会回来找我调整。

所以我开始发展脱手治疗技术，评估、治疗和重新评估每位患者。由于大多数人不知道肌肉的名称，甚至不知道骨性标志，我会花时间教患者如何将身体摆在执行动作之前需要保持稳定的位置。我不会向他们讲述解剖学，而会解释当神经再整合过程开始时或使用习惯性的代偿途径时，他们会有什么样的感受。这通常是该过程中最令人沮丧的部分。请记住，每个动作都需要技巧，所以当你开始学习时，你必须想很多才能完成这些微妙的动作。好处是，随着时间的推移，你不必想太多就能更好地移动并减少关节疼痛。

再整合

再整合的目标是进入深层稳定系统的神经通路，以便在运动之前在核心肌群、骨盆和肩关节的稳定肌获取适当的肌肉时序。运动控制不仅取决于脑的命令，还取决于肌肉是否能够执行命令。例如，如果你每天坐 8 个小时，脊柱的深层稳定肌（多裂肌和腰大肌等肌肉）可能严重受损，甚至无法收缩。肌肉可能发生根本性的变化，导致纤维化或脂肪堆积。当你想站起来时，即便脑发出了正确的信号，如果肌肉无法接收到这些信号，你的背部会在起身时疼痛。感觉运动通路重新打开后，在日常生活中，身体可在运动之前和运动期间保持关节适当稳定。再整合不仅可打开神经通路以维持骨盆带和肩带的稳定性，而且可在运动时协调和稳定关节处的肌肉。

虽然我可以判断再整合是否正在发生，但患者并不能直观地看到效果，所以他们必须学会去感受它——你也需要。如果不进行再整合以提高稳定性，当运动时，我很容易发现其中的不稳定。同样，你必须了解当身体进行代偿时的感觉，或者稳定系统是否已参与并熟练地完成 MELT 运动表现训练的动作。当神经再整合时，骨盆和躯干在相对相同的位置保持稳定。如果使用代偿路径，当你开始任何手臂或腿部运动时，骨盆带都会移动。你会感觉到所使用的部位不对劲，这提示你应该停下来重新开始。如果继续重复之前的动作，你只会加强错误的运动模式。

正确进行再整合的关键是设置（如何摆放身体）以及如何执行动作并确定动作正确或错误时的感觉。

为什么再整合概念不为人知？

神经系统和感觉运动控制不是健身行业的基础概念。20 世纪 70 年代以来，健身模式并没有显著改变：一直专注于肌肉——锻炼肌肉、调理肌肉、加强肌肉。健身行业似乎更关注形体外观上的改变，而不是如何更有效地发挥肌肉作用并避免疼痛和损伤。

做几十个肱二头肌弯举不一定能改善关节稳定性、运动控制或姿势。即便脑不能产生适当的感觉运动控制，我们仍然会做肱二头肌弯举，我们在不知不觉中进行了代偿，或许我们看上去更强壮，但也面临更多的功能障碍——我们可以更好地管理失衡，但并没有真正提高关节的稳定性。这实际上是导致应力性损伤的原因。

再整合主要是将运动进行拆分，而不是提高肌肉力量或增肌。再整合可帮助脑接收和发送信息，以获得更精确和有效的感觉运动反应。

健身行业没有意识到，关节其实是需要"绕道"的地方。它们是身体必须进行代偿的累积压力区域。这种代偿启动了一连串延迟或抑制的感觉运动反应。代偿是神经抑制、运动通路不良和结构失衡的原因。尽管我们将激活某些运动通路，但请记住：这与肌肉的力量无关；它涉及稳定系统的神经通路以及如何激活它们。单纯使肌肉更大或更强壮并不是神经力量技术的重点。

根据传统的肌肉理论，主动肌是原动力，拮抗肌对抗主动肌。例如，你在做肱二头肌弯举时，肱二头肌是主动肌，而上臂另一侧的肱三头肌是拮抗肌。筋膜会帮助我们协调运动，所以没有肌肉孤立地工作。这意味着传统的举重并没有解决功能问题——它只是调整了肌肉的形状和大小。

当我了解神经肌肉理论以及筋膜如何横向利用和分散力（而不是线性地通过肌腱传导力）后，我开始对在大学里学到的关于主动肌 / 拮抗肌的非常基本的肌肉理论感到困惑。动态的人体运动并不是那么机械。它更流畅，更具整体性。事实上，它与力的关系不大，它更强调运动通路如何保持开放并与感觉系统相连，从而使脑与肌肉间的信号传递更有效率。最近的研究表明，筋膜会横向分散力——不是一块肌肉收缩，与之相对的肌肉放松，而是在任何运动中存在的全身性活动，保证在我们收缩肌肉或活动关节时，其他部分保持稳定。当筋膜因重复运动或损伤而失去支撑作用时，稳定关节的肌肉时序就会出现问题，但我们此时并不知道，因为我们仍可以自如运动。就像前文中肩痛的健身人士做卧推的情况一样——他看到的动作是一样的，那么有什么不同呢？

我意识到赋予身体力量和爆发力的不是肌肉的体积，而是神经肌肉控制能力和稳定性。我开始明白，如果关节不稳定，运动模式就会出错。原因是脑正试图绕过不稳定关节让肌肉激活，所以患者会按照自己认为的方式运动。如果必须一直绕道，则可观察到级联效应，如下。

（1）筋膜太僵硬并失去了支撑作用和适应性。

（2）肌肉时序发生改变。

（3）运动控制和功能错误。

（4）肌腱或韧带拉伤。

（5）关节结构异常，受到挤压或偏移，活动度过高。

（6）肌肉收缩受到抑制或延迟，或者无法在适当的时机收缩和放松。

（7）更多的肌腱和韧带拉伤。

（8）当我们试图起身，四处走动时，出现跛行；或者膝关节或背部感到疼痛；又或者与之前一样做下犬式、挥舞高尔夫球拍或负重深蹲时，感到某个结构弹出、断裂或弹响，使我们受伤了。

我们继续运动，直到上面的第 8 项突然发生。在跛行或受伤之前，我们错过了身体发出的所有预疼痛信号。这就是突然的慢性疼痛症状。它们似乎来得突然，但实际上压力一直在积累，神经稳定性长期以来一直存在缺陷。但是我们没注意到预疼痛信号。

在确定了常见的失衡并将结缔组织恢复到其适应性和支持状态后，我们就可以重新整合深度稳定系统的肌肉时序和控制。当筋膜水分充足时，我们可以更轻松地重新规划出正确的运动路径，因为障碍是清晰的。

▌再整合的主要原则

再整合是为身体提供所需的神经力量的第一步，以防止错误的运动、突然的慢性疼痛和重复的应力性损伤。进行再整合动作前的设置（如何摆放身体）是其关键。完成设置和让脑记住相应动作是成功的一半。我们熟练完成设置后，就能够精确地移动和暂停。我们重新整合了稳定性，就能很容易地重新设计运动模式，因为它基本上是以不同的速度重复相同的动作，有时还会增加关节活动度。

再整合的 3 个关键原则如下。

1. 正确的设置和位置至关重要

设置是实现神经稳定性的最重要步骤。神经力量技术的动作不容马虎。主要的触地部位（肩带、肋部 / 躯干和骨盆）的位置对于重新整合神经稳定系统至关重要。维持设置的姿势或动作可以激活主要途径。只有当触地部位稳定时，我们才能添加重复动作来重新调整深层的稳定肌的肌肉激活时序。本书第三部分将详细介绍如何进行设置，练习次数越多，越容易完成。

2. 专注于保持稳定的部分，而不是活动的部分

稳定性再整合与关节活动度或整体肌肉力量无关。重要的是激活正确的神经通路，使对应的肌肉适当收缩以维持关节稳定。我们可以跟随本书缓慢而深思熟虑地练习这些动作，熟练以后可以轻松完成它们。基本原则是：不要关注正在活动的部位，将注意力放在移动之前和移动时保持稳定的部位。每个动作的精确度都对训练结果有深远的影响。虽然可以使用镜子查看肩带以及骨盆带是否在正确的位置，但这样做也可能在视觉上影响我们对代偿的判断。我们必须学会感受自己保持稳定的能力。当设置和再整合的动作执行正确时，骨盆、肋部和肩部保持静止。重新整合的路径如果正确，我们会很快感觉到深层稳定肌群在发挥作用并很快感觉疲劳。

如果感觉位置不对，很可能是初始位置在完成动作时发生了变化。在再整合和再构建期间，我们需要重新完成设置并检查至少 2 次。

3. 时机就是一切

再整合需要纠正的最后一个因素是时机。在找到了正确的路径后，我们需要在没有代偿的情况下暂停，给身体时间重新整合这条路径。在首次暂停之后，需要缓慢、小范围的运动，并在关节活动的终止位置再次暂停。然后以同样的速度慢慢地回到起始位置，不要放松肌肉，暂停并恢复该动作 4 次。此时再整合正在发生。我们只有 4 次机会重新整合出正确的通路，然后便需要继续接下来的动作。不要急于完成任何动作，因为这会影响结果。请耐心找到正确的初始姿势并执行精确的小范围运动。

在完成神经力量技术的动作的过程中，本书会给出任务提示，帮助你专注于再整合，远离代偿。

▶ 再构建

在一次 MELT 训练课程之后，一位 20 多岁的男性患者找到了我。他很健硕且充满活力，每周锻炼五六天，喜欢参加常规的铁人三项运动，但他承受着巨大的疼痛。疼痛的原因是什么呢？他在训练和每天 8 个小时的久坐工作时积累的压力造成了代偿模式。他在不稳定的基础上建立力量，在结构层面上"陷

入困境"。他的下背部正在代替稳定肌群工作，而稳定肌群由于他对许多部位的过度训练（使这些部位的肌肉过于强健）而变得非常不平衡。他在不知不觉中形成了骨盆后倾、臀肌收缩的体态并以此支撑身体。他的背部太紧了，这使他在整体上失去了平衡。他告诉我，他最喜欢的锻炼是先骑数千米自行车，接着开始跑步，但之后，他的背部就会十分疼痛。我问他在这些高强度的晨间训练后做了什么。

"去上班呀。"他说。

"你有做拉伸运动或其他基本的稳定性训练吗？"我问。

"并没有。我听说拉伸肌肉会使它们变弱，所以我很少拉伸。但有时我会去游泳池游几圈代替跑步。"他回答说，他似乎认为这样可以代替拉伸运动和稳定性训练。

"这不能替代稳定性训练或提高恢复效率。我知道你认为你训练得越多，你就会变得越强壮，但在我看来，你正在训练自己进入功能障碍。"

我决定先测试他的髋部稳定性，以便我向他展示他的臀部实际上是不稳定的（即使他认为他的臀部很强壮）。我让他做一个适当的侧腿提升来测试他的髋部外侧稳定肌群。他根本无法抬起腿，除非他借助外力并移动臀部以使其看起来像是在抬起腿。

"我不明白，"他说，"我可以骑自行车、跑马拉松，我为什么不能把腿抬到一边呢？我想不通。"

我向他解释，在结构层面上你看上去像牛一样强壮，但由于重复运动，在神经层面上你其实处于慢性代偿状态。通常，当我使用这种神经力量技术的动作对臀部疼痛的健身人士进行肌肉测试时，他们会身体前倾并使用腹外斜肌，这样他们的骨盆就像铰链一样，因为他们无法单独进行髋关节外展。他们的肌肉运动超过了关节活动度，而且代偿非常严重，以至于他们的神经稳定性通常低于从未健身的人。他们是怎么走到这一步的？健美运动员常重复那些看似孤立的运动，例如举重。他们一遍又一遍地做同样的动作，对肌肉塑形，却没有意识到这样做对关节的神经稳定性造成了损害。

我总是看到这种现象，当然，这种现象不仅发生在健美运动员身上，也发生在那些认为锻炼对身体有益的人身上，例如瑜伽练习者。瑜伽是一种很棒的锻炼方法，如果做得好，它可以显著提升力量、柔韧性、呼吸控制和精神状态。我遇到过很多瑜伽老师和练习者，他们显然是瑜伽姿势的专家，但他们仍然有肌腱和韧带拉伤、扭伤以及关节损伤。我总是向他们解释，以前我练习举重时，我的体态十分完美，人们甚至会在健身房里跟着我学习。我的老师是健美运动员，他教我放慢速度，控制每一个动作，重复 12 次，然后增加重量。如果我无法精确完成动作，我就停下来，做 4 次完美的动作总是比 8 次草率的好。那是我练习举重的基础。当时的我认为因为我的体态非常好，所以我的基础也很好，但实际上从第一天开始就埋下了隐患，因为我还没有真正了解神经稳定性，而且健身房里那些慷慨向我分享经验的人们也未曾了解。

这就是这么多瑜伽练习者和舞者会受到重复的应力性损伤的原因。他们的某些部位很强壮，某些部位十分灵活，某些部位又极其紧绷，并且他们的关节活动度过高。

我们以及所有受伤痛困扰的健身爱好者和专业人士所需要的是，根据 MELT 运动表现训练的原理，恢复神经稳定性以改变运动模式：完成再整合以恢复关节的稳定性，在新的稳定性的基础上重新塑造运动模式。这是消除疼痛、积极生活的秘诀。

▶ 恢复运动模式

神经科学家曾经相信，年轻时铺设的神经通路（用于语言、运动或其他功能）会伴随一生，无法改变。而我们现在知道，我们可以在任何年龄改变运动模式并重新连接神经通路。将运动模式再构建视为帮助脑创建新的神经连接的一种方式即可。

再构建就是通过调整肌肉激活时序和关节稳定性来恢复运动模式。再整合之后练习此项。再构建的目标是使用重新整合的通路完成基本动作来恢复正确、有效的运动模式。当恰当的通路被激活后，我们就可以改善运动模式并重新获得或恢复手臂和腿部的有效运动，不需代偿就可以更轻松地完成日常运动，并将按照合理的方式运动！我们的身体越稳定，运动就会越协调。

请记住，再整合允许这些稳定肌在恰当的时间被正确激活。如果在再整合期间进行了代偿动作，必须从初始姿势重新开始，否则动作是错误的。如果你存在这种情况，说明你还没有掌握再构建动作。我知道这可能令人沮丧，特别是你可能早已习惯锻炼并克服疼痛和疲劳，但你需要认识到你还没有找到正确的神经通路。

找到正确的通路并且能够感知稳定性后，你就可以重新构建连接稳定肌群和动力肌群的正确时序，从而降低肩部、臀部、膝部或腰背部受伤的风险，缓解颈部疼痛。事实上，采用适当的神经连接并重新获得稳定性后，你会发现你的动作更自由，你的肌肉更有弹性。

▌再构建的主要原则

重新整合正确的神经通路后，就可以重新构建运动模式了。再构建的 3 个关键原则如下。

1. 专注于保持稳定的部位，而不是正在活动的部位

与再整合的原则一样，再构建也需要关注保持稳定的部位，这个概念在这里甚至更加重要，因为现在你要完成活动度更大的动作。你的脑倾向于接管并重新构建通路。你必须使用你的身体觉知，更加关注动作之前的稳定性。不要急于完成整个动作，让注意力集中在核心肌群上并保持，尽可能平稳地将动作重复 4 次，并尽可能保持控制。

2. 从一点到下一点时，不需暂停

确保再整合期间的姿势正确后，你需要挑战一下稳定系统，使其准确运行，如果重新整合的路径正确，你很快会感觉疲劳。请记住，重复 4 次再整合的动作即可。然后，你需要连通实际的感觉运动通路。为此，你需要加大活动度，不需要在该动作的关节活动终止位暂停，以协调原始运动模式。在进行设置之前，请确保你在正确的姿势下感觉到做功。再构建应该是缓慢、平滑和可控的，但速度比再整合稍快。创建运动模式时，动作要完整。想想走路，你不会在每次足部落地后暂停。当身体稳定时，运动是连贯、流畅的，所以构建运动模式意味着在整个活动度中进行顺畅、缓慢且可重复的活动。

3. "4"是一个魔力数字

将相应动作重复 4 次即可重新整合出具有神经稳定性的通路，也可在正确完成动作的前提下提升感觉运动控制。重复更多次并不会得到更好的效果。记住，身体天生就会寻找到阻力最小的路径，但这往往是错误的路径，不要强化它。

以上是再整合和再构建的基础概念，下面以侧腿抬高为例介绍如何将理论融入实践。

侧腿抬高

设置

1. 以舒适的姿势侧卧，将头枕在手臂上，或者使用枕头支撑颈部。下方的膝关节屈曲 90°，髋关节屈曲。若姿势正确，可感觉到大腿外侧承重而不是髋部的骨承重。如果因髋部的骨承重而感到不舒适，则将臀部向后移。踝关节置于滚轴上。

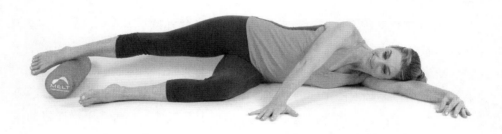

2. 骨盆后倾，躯干伸直，上方的手臂置于髋部，核心肌群收缩，滚动滚轴。

再整合　设置 1

1. 保持骨盆稳定并缓慢抬起上方的腿，使其平行于地面。保持腿部与躯干呈一条直线；避免屈曲髋关节。重新做骨盆后倾、躯干伸直动作并滚动滚轴，保持上方的腿抬起的姿势 10~15 秒。将上方的手放在地面上稳定躯干并激活核心肌群。

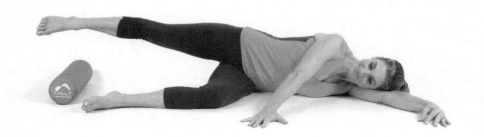

2. 髋关节内旋，暂停2秒，髋关节外旋，保持骨盆稳定，暂停2秒。重复4次，专注保持骨盆稳定和后倾，躯干绷直，滚动滚轴。

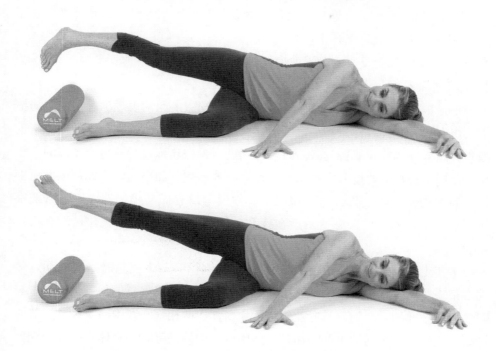

再整合　设置2

1. 检查骨盆的状态，保持髋关节轻微内旋，并将腿部抬高2.5厘米，暂停2秒。腿部回落与地面平行并暂停2秒。
2. 小幅度重复这个动作4次，每次重复在最高处和平行地面处暂停。

再构建　设置1

1. 重新使骨盆后倾、躯干伸直和滚轴滚动。缓慢地抬起腿到最高幅度，保持骨盆稳定，接着腿部回落至脚踝接触滚轴，但不要放松。
2. 缓慢平稳地抬腿直到最大活动度，不要暂停，重复4次。

再构建　设置2

腿部抬起到最大活动度，骨盆保持在最佳位置，重复髋关节内旋—外旋动作4次的同时进行再整合，这次不要暂停。内旋—外旋期间保持骨盆稳定。

休息位再评估

1. 感受触地部位和悬空部位并注意失衡状况是否减轻。

2. 肋部、骨盆或大腿是否放松地落在地面上？下背部的紧张感有没有减轻？是否可以更有效地旋转颈部？

3. 自动驾驶系统是否与重心更准确地连接？是否感觉左右两侧更加对称？

4. 记住你的感受。

　　Jane Fonda 练习中可能也有侧腿抬高，但 MELT 运动表现训练中的侧腿抬高与之有很大差异。你只需小幅度做 4 次旋转和 4 次腿部抬高—降低动作来重新整合髋部外侧稳定肌群的激活时序。当进行再构建练习时，每个动作的重复次数相同，但加大幅度并去掉每个动作之间的停顿。如果你认为你可以做更多遍，我很遗憾地告诉你，这是错误的，你根本没有提高稳定性。稳定系统很快就会疲劳，所以你会感受到，在什么时候你正确地启动了它并且没有出现代偿。

　　事实上，在我们为 MELT 运动表现训练制作第一个视频时，我的朋友兼同事格雷格·库克在一开始做侧腿抬高动作时遇到了困难。他是一位拥有着与阿多尼斯一样的身材的健身专业人士，他简直不敢相信，在维持正确的姿势的同时，做出如此小而简单的动作是如此困难。即使是强壮的身体也存在稳定性问题，所以不要轻视。放慢速度并专注于保持稳定的部位，然后非常精确、缓慢地完成动作，这是在重新连接神经通路，我们的运动表现将得到提高。我们会发现在短时间内获得了更好的控制力并能够更轻松地执行动作。但我必须提醒，完成这些动作绝非易事！如果你感觉容易，那么你的动作一定不准确！需要强调，稳定肌很难独立于活动肌工作。直白地说，活动肌往往试图稳定关节，因为真正的稳定肌在一开始就被抑制了。如果活动肌正在维持稳定性，那么当你尝试运动时，它已经疲劳了，所以你的动作变得不那么准确，你的关节正在代偿。

7

神经力量训练

正如你现在所知道的，觉知和专注力对于提升神经力量至关重要。同样，休息位评估和再评估对于提升身体觉知和建立自我意识十分重要，对于正确地进行再整合以恢复稳定性和肌肉激活时序，最重要的元素是正确完成每一个动作。

通过感觉正在发力的部位，你会知道是否正确地整合出具有稳定性的通路。例如，当你做侧卧摆臂时，确保你的肘部位于髋部的前面、肩部一侧的发力，是你尤其要关注和感受的。如果调整好姿势后你仍然感到颈部或前臂紧张或发力，这是身体在告诉你，它仍在使用错误的通路稳定肩部。最好的选择是停下来尝试重新调整姿势。如果你仍然觉得身体无法重新整合出具有稳定性的通路，请不要沮丧，你可以翻身尝试从另一侧开始。

通常，我们身体的一侧会比另一侧更快、更准确地整合出神经稳定性通路。即便如此，当你翻身时，你也应该与身体进行一次"内部对话"，并"要求"身体找到与另一侧相同的姿势和连接。你可能惊讶地发现，自我鼓励和专注有助于重建稳定系统。如果未建立神经稳定性通路，你的身体只知道如何在阻力最小的通路上活动。如果代偿已经存在多年，你可能需要尝试多次才能达到我希望你获得的结果。要有耐心，给你的神经通路一些时间来重新铺设一条通往稳定的新高速公路。

如果你发现一个动作很难或无法进行再整合，请尝试另一个动作，看看是否可以重新整合稳定系统。例如，如果前几次的侧卧摆臂具有挑战性，请继续使用侧卧反手，看看是否可以重新整合该神经稳定性通路的肌肉时序，然后再次尝试侧卧摆臂。

要对身体有耐心，给再整合一定的时间。你的身体天生就会适应，但有时需要多花费一些注意力和时间来重置身体基调。你可以做到！

使用弹力带进行上身训练时，设置阻力以及最初抓握弹力带的方式是至关重要的。你需要在双侧使用相同的阻力。尽量在每次动作的起始位置保持一致。当进行这些侧卧动作时，可以在头下放一个枕头以保证舒适度。

请记住，要重新整合神经稳定性通路，设置是关键因素。要再构建感觉运动控制，必须专注于在运动时保持稳定的部位。不要强行打破设置动作或加快速度，因为随时可能进入代偿通路。

▶ 上半身稳定性动作

侧卧摆臂

这个动作可以稳定肩部的深层稳定肌群，即肩袖肌群。其中需要进行最大化重置的是外旋动作。这些稳定肌群通常是受到抑制且较为薄弱的。

注意：如果你感觉到颈部或前臂紧张或疼痛，可以停下来返回到设置动作，或者翻身先做另一侧的手臂的动作。

设置

1. 将弹力带放在地面，找一个舒适的姿势向左侧卧，将弹力带的一端放在髋部下方并压住。
2. 左侧手臂贴地，与躯干呈直角，手心朝上用肋部和外侧肩胛骨承重，而非手臂或肩关节。

3. 臀部向后，让大腿更多地承重而非髂骨。双膝屈曲约45°。

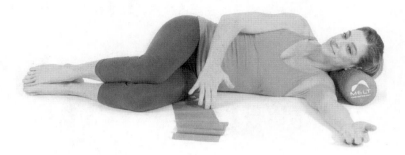

4. 在不使用弹力带的情况下，找到关节活动的最大范围。保持手肘与髂骨相贴，肩关节内旋和外旋。当肩关节外旋时，不要让手肘偏移到身体后侧。

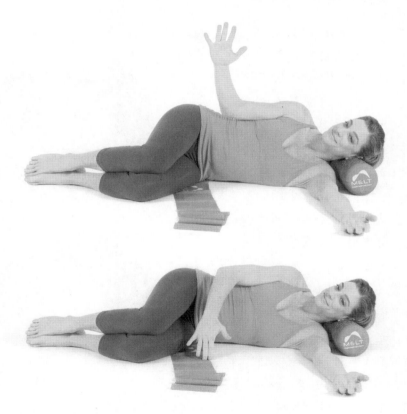

5. 保持手肘位于髂骨前方，并尽力向前抓住弹力带，握紧弹力带。

6. 拉起弹力带，手臂平行于地面，手腕和手与前臂呈一条直线。保持这个姿势 10～15 秒，肩膀此时能感觉到适当的张力，提示再整合过程被触发。

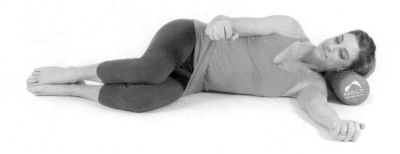

再整合　设置 1

1. 缓慢地向髋部前方（注意，不是肩的前方）出拳，增加弹力带的张力，暂停 2 秒，接着缓慢地屈曲肘关节，使肘关节过髋部，保持前臂平行于地面，拉紧弹力带。手部此时应位于髋部上方。重复该动作 4 次，暂停时手臂向前伸直并数 2 个数。

2. 重复该动作 3～4 次是为了再整合肩部稳定肌群，这要优先于再整合活动肌（三角肌前束）。做最后一次动作时，减速并在手肘经过髋部之前停止。

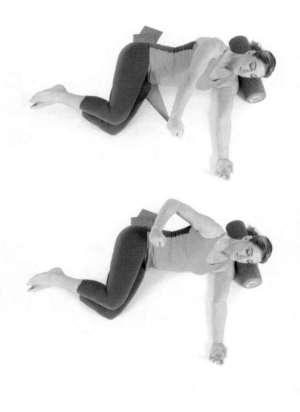

3. 保持以下姿势 10 ~ 15 秒：肘关节屈曲置于髋前侧但不要放在髋上。如果需要，可以将对侧示指或拳头放在肘关节下，以帮助手臂保持适当的姿势。

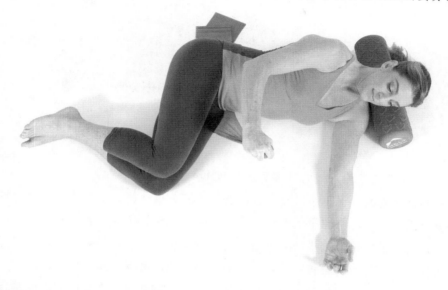

再整合　设置 2

1. 如果有必要，请保持对侧的拳头或手指置于肘关节下，以帮助保持适当的姿势。

2. 前臂朝着前上方 45° 拉紧弹力带，保持手肘稳定，数 4 个数；然后暂停数 2 个数。

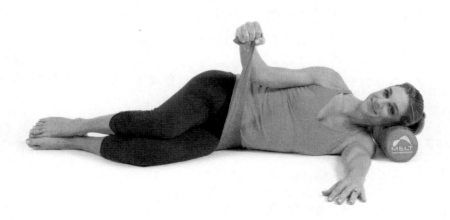

3. 前臂回到与地面平行的姿势，数 4 个数，在这个姿势暂停，数 2 个数。

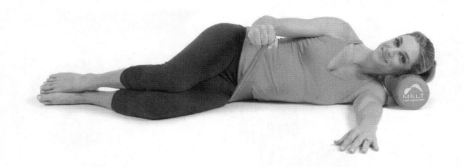

4. 在完成多任务练习的同时重复以上动作 4 次。

　　多任务练习：保持手肘位于身体前侧，肩关节外旋，使肩膀向耳后旋转，不要耸肩，手腕与手臂呈一条线。当肩关节外旋时，不要伸展腕关节。

　　注意：要像绝地武士一样时刻将思维与动作分离，多任务练习是非常有必要的。多任务练习需要持续地调整初始姿势和活动时保持稳定部位，使姿势和动作精确。希望你在活动时一直想着这些。这对脑来说或许有些累，但其目的是再整合新的神经通路，而不是让身体满足于运动的结果。

再构建　设置 1

　　保持关节活动范围不变，略微加快速度且不要暂停，重新整合肩膀外旋肌群的肌肉时序。重复该动作 4 次。

　　注意：除非有保持姿势的需要，对侧手指或拳头无须支撑肘关节。

再构建　设置 2

1. 在多任务练习时，放下弹力带并重复上述动作 4 次。尽量加大活动范围。
2. 在另一侧手臂重复。

动作正确时的感受

　　＋　肩关节和前臂后侧疲劳或发热

动作不正确时的感受，应立即停止

　　—　颈部、锁骨、前臂、肱二头肌或手腕感到紧张或疼痛

MELT 序列前准备：

▶ 做任何序列前先让身体做好侧卧摆臂的准备：手部运动训练（第 102 页），
上半身再水合序列（第 113 页），颈部释放序列（第 139 页）。

▶ 如果很难完成动作，可以试试侧卧反手（第 167 页）。

常见代偿

如果肩带不稳定，肘关节会跑到身体后侧，肩胛骨会朝着脊柱活动，腕关
节会伸展或者前臂旋转。

侧卧反手

这个动作可以再整合肩部后侧稳定肌，三角肌后束。你将重新学习外展动
作。稳定肌群往往受到抑制且薄弱。

注意：如果感觉到颈部或前臂紧张或疼痛，停下来并返回设置，或翻身先
尝试另一侧手臂。

做这个动作时发挥想象力可以让你更好地感知关节活动范围。想象着试图
从水里提起一个水桶而不能让水洒出，这样可以使整个活动范围保持在身体
前侧。

设置

1. 侧卧摆臂，左侧卧位，弹力带放在髋下。
2. 下方的手臂伸出，使身体重心位于肋部和肩胛骨外侧，而不是肩关节或
手臂。
3. 臀部向后，身体重心不要压在髂骨上而应放在大腿外侧。双膝弯曲呈 45°。
4. 右侧手臂抬起朝向天花板。注意，肩膀和手臂应自然地感觉到彼此承接。
肩膀向耳后旋转，手臂有一些倾斜，这样手掌就会在髋部正上方，而不是
肩膀上方。

5. 保持手臂伸直并朝地面方向下降，重复4次。感受肱骨头沉沉地落在关节盂中。

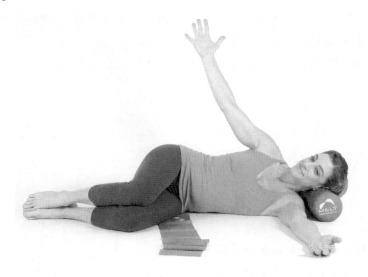

6. 将肱骨头沉入关节盂中，保持躯干完全静止，手臂逐渐下沉到地面，并抓住弹力带。将弹力带弄皱，使其保持松弛的状态。

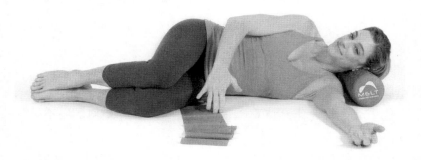

再整合　设置 1

1. 手腕与前臂呈一条直线（不要屈曲或伸展腕关节），慢慢地使手臂与地面平行。弹力带的张力需适中。手部应该位于髋前方。保持这个姿势10秒以启动再整合过程。

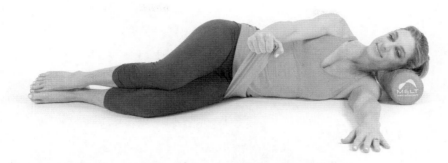

2. 与做侧卧摆臂一样，慢慢地将手臂向前摆到髋关节前方（而不是肩膀前方）以增加弹力带的张力，暂停数 2 个数，然后慢慢屈曲肘关节，让肘关节经过臀部，保持前臂与地板平行并拉紧弹力带。手应该在臀部上方。重复此动作 4 次，在活动度末端暂停数 2 个数，始终保持弹力带的张力。

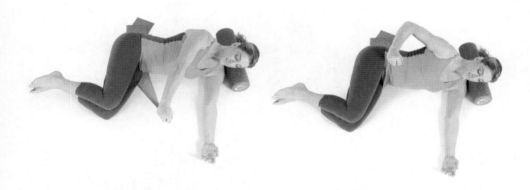

3. 结束时，肘关节伸展，手臂位于髋部前侧，与地面平行，坚持 10～15 秒。

再整合 设置 2

1. 保持弹力带的张力，慢慢抬起手臂，数 4 个数。想象手臂尺侧在不旋转前臂的情况下引导动作，保持手掌朝下。当手部指向天花板与墙壁相接的位置时停止，暂停数 2 个数。

2. 手臂慢慢回到平行于地面状态，数 4 个数。注意弹力带在整个运动范围内保持绷紧。保持这个姿势深呼吸并数 2 个数。

   - 手臂应与臀部呈一条直线，不要向肩膀倾斜。
   - 手臂的动作应向上而不是向后——就像你在提一桶水。

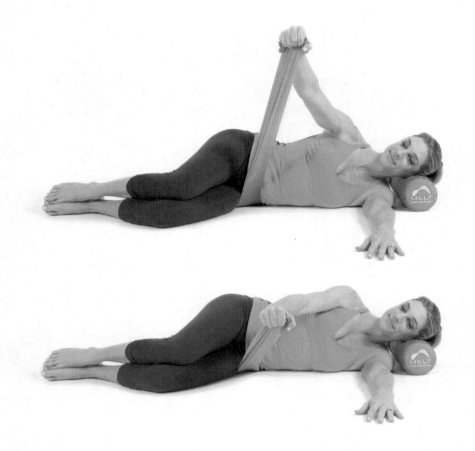

3. 慢慢重复这个动作 4 次。在最高处暂停数 2 个数，然后手臂慢慢回到平行
   于地面的状态，数 4 个数。如果将另一只手放在肩关节前部以提高对手臂
   移动的感知，那么在手臂移动时不应该感觉到躯干移动。

4. 在完成多任务练习的同时重复此动作 4 次。

   多任务练习：运动发生在手臂和肩胛骨之间，而不是肩胛骨和脊柱之间。
手腕与前臂保持在一条直线上，肩膀远离耳朵，不要耸肩，保持躯干稳定。不
要过度伸展肘关节。手臂保持在肩膀和臀部之间。核心保持活跃。

再构建　设置 1

   在完成多任务练习时，以相同的动作幅度缓慢地抬起和放下手臂，不要停
顿，重复 4 次。

再构建　设置 2

1. 放下弹力带，将运动幅度扩大到最大范围，不要活动躯干，同时进行 4 次多任务练习。

2. 在另一侧手臂重复以上动作。

动作正确时的感受

　　＋　肩关节后侧和前臂后侧感到疲劳和发热

动作不正确时的感受，应立即停止

　　—　颈部、锁骨、前臂、肱二头肌或手腕感到紧张或疼痛
　　—　很容易完成动作但无法感知到肩膀做功
　　—　手臂做功比肩膀更多

▶ 侧卧反手前先做以下动作为身体做准备：手部运动训练（第 102 页）、上半身再水合序列（第 113 页）和颈部释放序列（第 139 页）。

▶ 如果不能完成侧卧反手，请尝试侧卧摆臂（第 162 页）。

常见代偿

　　你可能发现躯干旋转，手臂与肩膀或脸部对齐，肘部锁定或过度伸展。你还可能注意到出现耸肩或肩膀向后倾斜，提示肩带和脊椎之间的活动肌做功。

▶ 下半身稳定性动作

后倾、对齐和滚动

　　在进行骨盆稳定性再整合时，需要先将骨盆摆在正确的位置。在下半身稳定性序列中，你练习过的骨盆后倾是设置的重要部分。为了减少侧卧时的代偿，你还需要注意保持髋部垂直于地面。

　　蚌式和侧腿抬高都要求一个精细的补充：随着你抬起左腿，上方的髋部会不自觉地向后卷起。所以这两个动作中，你将需要将上方的髋关节朝前卷起，以减少这种代偿。

让我们来练习这 3 个骨盆姿势的稳定动作。

1. 略微使骨盆后倾让腰部呈现自然的曲线。肋部保持中立位。不要通过挺胸来使骨盆后倾。

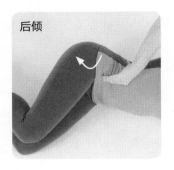

后倾

2. 使髋部垂直于地面，用上方的手将髋部向远离肋骨的方向推，可感觉腰部空间增大。确保肋部放松地落在地面。

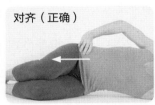

对齐（正确）

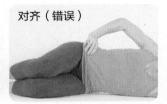

对齐（错误）

3. 滚动上方的髋部，使上方的膝关节超出下方膝关节 2.5 厘米。肋部保持承重并放松。

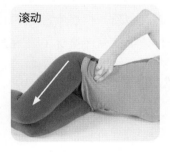

滚动

蚌式

这一动作重新整合了髋部外旋肌群的肌肉时序，例如梨状肌、闭孔内肌、闭孔外肌、上下孖肌以及股方肌。这些稳定肌常受到抑制且较弱，因此它们不能为跑步和跳跃等运动提供必要的控制。改善这些稳定肌的肌肉时序可以降低髋股韧带和前交叉韧带损伤的风险，并提高旋转力量。

注意：如果你感觉到腰部拉伤或臀部在发力，请停止并重新设置。这些都是代偿的表现。

对于患有骶髂关节疼痛以及存在膝盖和腘绳肌问题以及足部疼痛的人来说，这是一个很好的训练。

设置

1. 侧卧，将头放在滚轴上。

2. 将下方的手臂稍微向前伸，以避免肩关节承重。放松手臂。

3. 将双膝弯曲约45°，足跟与坐骨在一条线上。臀部与肩膀在一条线上，下方的足放在地板上。

4. 下方的髋部向后移动，以避免髂骨承重。要感觉到大腿外侧做功。

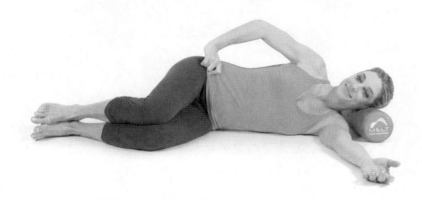

5. 骨盆后倾、对齐和滚动：稍微后倾骨盆，让下背部呈现出自然的曲线。肋部保持中立位。不要通过挺胸做骨盆后倾。将手放在骨盆上将髋部向远离肋骨的方向推，以增加下背部的曲度空间。此时可以感觉到腰部与地面之间的空间增加，但不要让肋部抬起。向前卷起上方的髋关节，使你上方的膝关节超出下方的膝关节2.5厘米。肋部保持承重和放松。上方的膝关节在下方的膝关节的前面。

6. 使用3-D呼吸找到核心肌群以维持设置位置。

再整合　设置1

1. 足跟并拢，缓慢地将腿部外旋摆做蚌式。在抬腿时上方的膝关节朝前，不要使骨盆或躯干向后移动，然后暂停。

2. 保持这个姿势10~15秒，自动驾驶系统会无意识地努力代偿并重新调节设置姿势。通过重新设置后倾、对齐和滚动来消除这种自然的代偿，此时腿部继续保持蚌式。

3. 保持足跟贴在一起（足尖可以分开），试着抬起腿轻微外旋。

4. 在保持这个姿势的同时，确保再整合正确地进行：手臂伸直，手放在身体前侧的地面上；缓慢地减少下方大腿的承重。这是一个非常细微的动作，不需要将腿抬离地面，这么做的目的是减少下方大腿用力顶地面而使上方腿保持蚌式的代偿；上方腿保持蚌式，下方腿减少承重，保持 5～10 秒。

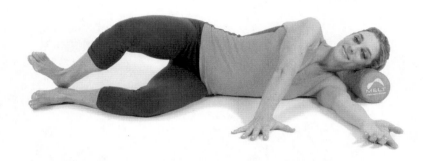

5. 将下方腿放回地面，并尽力更久地保持蚌式，不要使髋部向后。

6. 保持这个姿势 5 秒，让上方的髋部更充分地再整合。保持这个姿势，重置并增加总时长，一共保持在大约 30 秒。

再整合　设置 2

1. 缓慢地将上方腿叠于下方腿上。注意上方膝关节在下方膝关节稍前的位置。

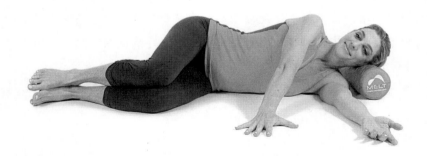

2. 缓慢地抬起上方大腿到外旋位，数 4 个数，暂停，然后活动至活动度末端，数 4 个数。缓慢地将上方腿放回到下方腿上，数 4 个数，上方膝关节要略超出下方膝关节。在整个活动过程中，保持髋部不要向前或向后移动。抬腿时膝盖朝前。

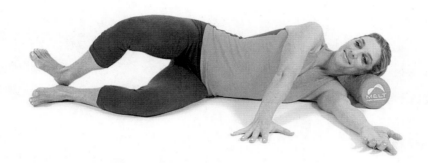

3. 检查骨盆后倾、对齐和滚动的姿势。

4. 重复4次，在活动度末端暂停并做多任务练习。在整个活动范围内和4组重复动作期间保持髋部稳定。

　　多任务练习：保持并检查骨盆后倾、对齐和滚动的设置姿势。保持上方膝关节略超出下方膝关节。肋部保持收缩且不要移动。

再构建　设置1

　　抬腿并放回，重复4次，在活动期间不要暂停或放松，同时进行多任务练习。

动作正确时的感受

　　＋　臀部下方（即腿和骨盆相接处）感到疲劳或发力

动作不正确时的感受，应立即停止

　　—　在大腿前侧、小腿或髋部与地面接触的位置感到疲劳和疼痛

　　—　下背部、腰部、肩膀或颈部感到疼痛或拉伤

▶ 先做这些动作为蚌式做准备：坐位加压序列（第134页）、下半身再水合和下背部释放序列（第125页）、足部运动训练（第107页）。

▶ 如果很难通过蚌式进行髋部深层再整合，请尝试迷你桥式（第183页）或侧腿抬高（第158页）。

常见代偿

当髋部外旋肌群没有被正确地激活时，常见的代偿是在上方腿外旋时，骨盆向后卷，需要再募集下背部稳定肌群而不是髋关节稳定肌群来启动动作。此时髋部不垂直于地面，且骨盆前倾。还有一种代偿是下方腿用力压于地面。

内侧大腿抬高

髋部内收肌群属于根核心肌群，在从站立到行走的姿势变化中辅助我们的各种动作，并辅助身体左右向的快速移动。改善髋部内收肌的肌肉时序对于减少髋部和膝关节疼痛以及意外跌倒和脚踝扭伤是必要的。

对于有下背部或膝关节问题的人，以及二便失禁、颈痛、产后疼痛或剖宫产患者，这个动作是非常有助于恢复的。

设置

1. 侧卧，滚轴放在身体前侧。

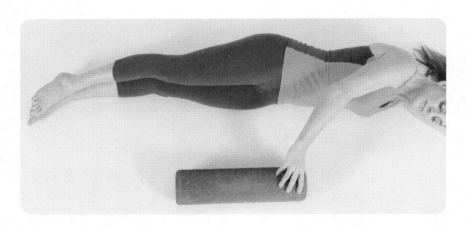

2. 上方膝关节屈曲，将小腿置于滚轴上，膝关节和足弓内侧分别与滚轴的首尾对齐。足部需要抬高，不能触碰地面。如果必要，调整滚轴的位置，保持下方腿伸直。
   - 不要向前滚动使胫骨面位于滚轴上。想要正确设置，必须保持标准的侧卧姿势。

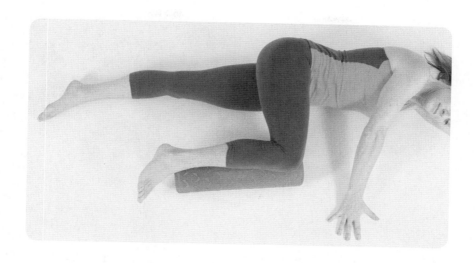

3. 将上方手放在髂骨上，并轻微后倾骨盆。保持肋部稳定。

4. 髋部垂直于地面。腰部轻微抬起，肋部落在地面上。动作幅度不要太大。

5. 通过 3-D 呼吸找到核心肌群。

再整合　设置 1

1. 将上方手放在腰部，感受当下方腿抬离地面时，骨盆以上的肌肉是否收缩。

2. 如果感觉到腰部的肌肉在发力，把腿放下，将上方臀部向后移动 2.5 厘米，保持骨盆后倾且垂直于地面，收缩核心肌群，降速，将下方腿再次抬离地面。下方腿用力蹬，使其向远处伸，但不要使臀部倾斜。

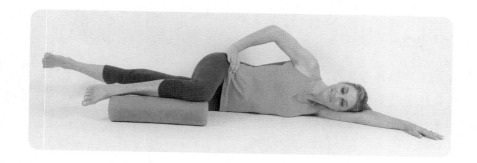

3. 保持这个姿势，缓慢屈髋将下方腿向滚轴移动，然后将下方腿稍微抬高一点，但上方髋部不要向肋骨处移动。

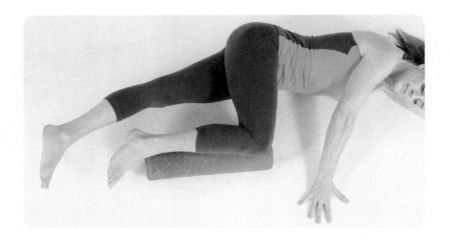

4. 保持这个姿势 30 秒。检查大腿内侧是否正确发力，上方手放在地板上，不要完全抬起小腿，想象着将小腿压在滚轴上的压力减小一些，保持 4 秒。不需要真正地将小腿从滚轴上抬起来；只要稍微减轻小腿压在滚轴上的压力来尽量减少代偿即可。缓慢地将上方小腿的重量完全放回滚轴上，为设置 2 做准备。

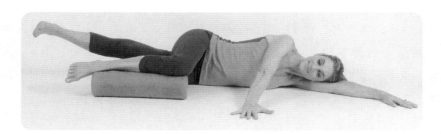

再整合　设置 2

1. 在下方腿保持抬起的同时，试着将腿再抬高几厘米，暂停数 2 个数，然后回到原始位置（注意不是放在地面上）数 2 个数，再次暂停。确保在最高和最低位置各暂停 1 次，不要放松或休息。
2. 在完成多任务练习的同时重复 4 次。

　　多任务练习：在腿部抬高和放低的时候始终保持腿部伸直。腰部保持拉伸，收缩核心肌群。检查足弓内侧是否平行于地面。踝关节不要内翻或外翻，足趾也不要朝上（髋关节内旋）。

注意：这个动作可以小幅度进行，关键在于再整合连接和控制，而不是提升活动范围。

再构建　设置 1

1. 缓慢平稳地将腿抬到最高处。
2. 缓慢地将腿放回地面，不要放松腿部的肌肉或完全失去控制，接着再次抬腿到同样的位置。在这期间不要暂停。

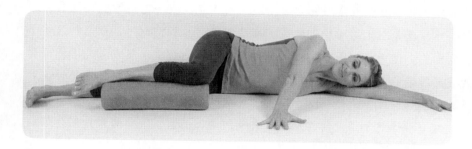

3. 在完成多任务练习的同时重复 4 次。

再构建　设置 2

1. 暂停并保持在腿部抬高的最高点，检查设置，然后进行慢速、有控制的小幅度腿部抬高和放低动作，1 秒上、1 秒下，重复 4 次。
2. 在最高点保持 5 秒，然后完全放松。

动作正确时的感受

　＋　大腿内侧靠近臀部的位置疲劳或发力

动作不正确时的感受，应立即停止

　—　膝盖或下背部疼痛或紧张

▶ 做以下序列为内侧大腿抬高做准备：下半身再水合和下背部释放序列（第 125 页）、坐位加压序列（第 134 页）、足部运动训练（第 107 页）。

▶ 如果无法完成内侧大腿抬高动作，请尝试迷你桥式（第 183 页）或核心挑战（第 187 页）。

常见的代偿

当腿部内收肌群无法被正常激活时，腹外斜肌和腰方肌（在腰部以上的肌肉，协助骨盆动作）通常会作为启动肌参与到动作中。将手放在腰部以确保这种代偿不要发生且骨盆不要从设置的位置移动。

侧腿抬高

侧腿抬高在第 6 章中练习过。这个动作尤其重要，因为髋外展肌群的一个重要作用就是在走路时稳定骨盆。当这些肌肉受到抑制时，步态和整体平衡会受到影响。这将导致下背部疼痛并改变神经核心控制。腰方肌是下背部和骨盆的重要稳定肌肉，它会变得过度活跃为髋部的稳定性代偿，从而导致更严重的下背部和颈部压力及疼痛。

这个动作对于下背部疼痛或膝关节问题、骶髂关节疼痛或足部疼痛的人群来说是一个很棒的动作。

设置

1. 侧卧，头靠在手臂上或枕头上。下方腿屈曲呈 90°。记住，应是大腿外侧承重而不是髂骨，所以，如果必要，可以将上方的足部放在地面上，将下方臀部向后推，以使身体重量落在大腿外侧而非骨盆上。然后，将上方腿伸直，保持与踝关节、膝关节、髋关节、肩关节和耳呈一条直线，内踝放在滚轴上。
2. 后倾、对齐和滚动，骨盆后倾但肋部不要外翻。髋部垂直于地面，将手放在上方臀部并将腿伸直，这样腰部就会有上提的感觉，稍微离开地面，但肋部保持不动。将上方臀部轻微向前卷来辅助保持骨盆的正确姿势。

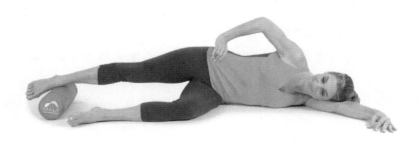

3.　通过 3-D 呼吸找到核心肌群。

再整合　设置 1

1.　腿部抬离滚轴并与地面平行。保持核心肌群参与的同时重置后倾、对齐和
　　滚动。保持 10～15 秒。将上方手放在地面保持躯干稳定并找到核心肌群。

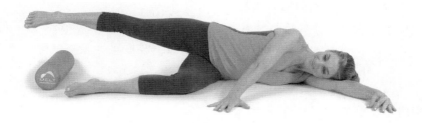

2.　保持骨盆稳定。腿部平行于地面，足部内旋，足趾朝下，暂停（数 2 个
　　数），腿部回到原位，暂停（数 2 个数），足部外旋，足趾朝上，暂停（数
　　2 个数），然后回到原位，暂停（数 2 个数）——期间不要移动骨盆或躯
　　干。重复以上动作 4 次，多任务练习时，每次旋转后暂停数 2 个数。以内
　　旋结束。要确保整条腿旋转而不是仅小腿旋转。

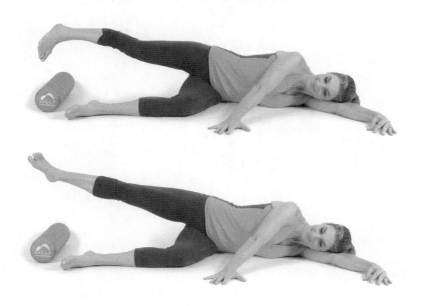

再整合 设置2

1. 保持腿部内旋，缓慢地将腿抬高几厘米并暂停2秒。然后将腿放回到与地面平行的位置，再次暂停2秒。
2. 慢慢将腿放回到平行位置数2个数，然后暂停数2个数。
3. 在完成多任务练习的同时重复以上动作4次。

   多任务练习：保持后倾、对齐和滚动，来维持核心肌群的参与。手部放在骨盆的任意位置来构建对骨盆运动的感知，帮助在再整合期间保持正确的姿势。

再构建 设置1

1. 在保持核心肌群参与的同时重新检查后倾、对齐和滚动。
2. 缓慢抬腿到高于平行于地面的位置然后落腿，使脚踝与滚轴接触，不要停顿。在进行多任务练习的同时，缓慢抬腿和落腿4次。

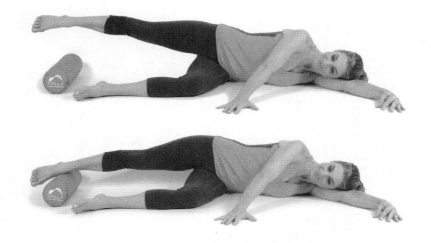

再构建 设置2

1. 腿部抬高，重新检查骨盆姿势（后倾、对齐和滚动），腿部内旋和外旋，不要停顿，就像做再整合那样。保持骨盆和躯干稳定和静止。要确保整条腿旋转而不是仅小腿旋转。
2. 在进行多任务练习的同时重复以上动作4次。

动作正确时的感受

+ 臀部上方区域疲劳或发力
+ 腿部不自觉地发抖

动作不正确时的感受，应立即停止

— 小腿、背部或下背部疲劳或发力
— 大腿外侧（髂胫束）灼热
— 髋关节前侧疲劳而不是外侧疲劳

▶ 可以做以下序列为侧腿抬高做准备：坐位加压序列（第 134 页）、下半身再水合和下背部释放序列（第 125 页）、足部运动训练（第 107 页）。

▶ 如果无法进行侧腿抬高，请尝试迷你桥式（第 183 页）、蛙式（第 172 页）、内侧大腿抬高（第 176 页）。

常见的代偿

当外展肌群无法被正常激活时，常见的代偿是活动骨盆以及激活腹外斜肌和腰方肌，所涉及的肌肉都在腰部。辨认这些肌肉是否被激活，你可以将手放在腰上，感受当腿部抬高时这些肌肉是否参与其中。

腿部向前移动也很常见。髋部屈肌群会为其他肌肉代偿。你可以将腿略微向躯干后方伸直，但注意肋部不要外翻。

迷你桥式

臀大肌是人体中最大的肌肉。这块肌肉有 80% 的纤维附着于阔筋膜张肌和髂胫束上（筋膜的重要组织），虽然它位于髋部，但具有帮助膝关节伸展的功能。另外 20% 的深层纤维形成了腱膜（致密结缔组织），这部分直接附着于股骨上。这些纤维负责稳定和保持骶髂关节的闭合并在髋关节伸展时提供支持——这对于任何运动都是至关重要的。这些肌肉在髋关节的伸展、旋转、外展甚至内收中都非常重要；久坐和日常重复性姿势会降低它们的张力和支持能力。

虽然臀肌是强有力的活动肌，但它们的深层和远端纤维却以不同的方式稳定着骨盆。为了提高骶髂关节的稳定性和支撑能力，迷你桥式涉及了髋部伸展的最大幅度，此幅度的运动经常因为这些组织的深层部分被削弱而缺失。

　　这个动作对于下背部疼痛、颈痛、剖宫产、产后疼痛、骶髂关节功能障碍、骨盆或髋关节疼痛、失禁以及腹股沟疼痛的人群非常有效。

设置

1. 仰卧，将滚轴放在骨盆下方，双脚打开与髋部同宽。
2. 骨盆保持中立位（在再整合之前要练习改良的骨盆前倾和后倾，尽量避免主动前倾），肋中部落于地面。可以将双手手指交叉放在肋部下方，以保持其稳定。

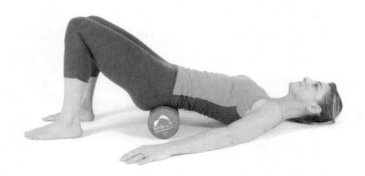

3. 轻轻地将双脚踩于地面并通过 3-D 呼吸找到核心。想象拇趾、足部外侧和足跟压在地面上，以激活下方臀肌，这些肌肉通常是受到抑制的。将手放在大腿和臀部相交的位置（臀褶皱）。如果姿势正确，你会感觉到手下的肌肉正在发力。尽量不要故意"夹紧"臀部。只需注意感知此处的肌肉是否被激活。

再整合　设置

1. 足用力踩地面，使臀部轻微抬离滚轴并暂停。不要直接将骨盆从滚轴上"抬起"，而是仅仅减轻其压在滚轴上的压力即可。记住，运动幅度不是重点，目的是使臀部的深层纤维参与运动。保持手部放在臀褶皱处，当你减轻压在泡沫轴上的压力时，感知动作起于哪里。

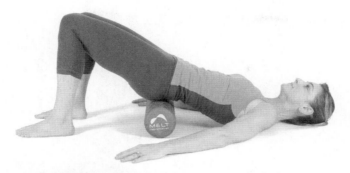

– 注意，下图腰部拱起的姿势是错误的，骨盆不能离开滚轴。

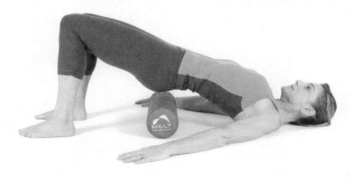

2. 想象足跟向远离滚轴的方向滑动（不是真正地做这个动作，只是使肋部的重量更多地落在地面）。

3. 将双侧膝盖互相靠近 2.5 厘米。

4. 通过膝盖向足趾传递力量，使髋关节完全伸直。

5. 保持 4 秒，慢慢放松，骨盆落回滚轴。

6. 在进行多任务练习的同时重复此序列 4 次。

   – 抬髋时，足部压力增大而骨盆压力减轻。

   – 落髋时，足部压力减轻而骨盆压力增大。

多任务练习：肋部和上背部落于地面。关注足部的动作，保持足部外侧和拇趾之间的联系。将手放在肋部，感知随着髋关节伸展的动作哪些部位保持静止。

再构建 设置

1. 不要放松肌肉，在抬起和放回骨盆时腰部不能拱起，在进行多任务练习的同时重复 4 次。

2. 髋部略微抬离滚轴，保持 5 秒，然后完全放松。

额外挑战

1. 抬起一条腿做平行姿
势，即屈膝屈髋、足跟平
行于臀部，如图所示。

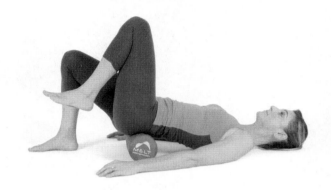

2. 尝试减轻骨盆在滚轴上的压力，骨盆不要向任意一侧偏移或活动。
   - 注意双侧对称地抬起骨盆。
3. 在进行多任务练习的同时慢慢抬起和放下骨盆 4 次，休息一会儿。
4. 另一侧重复同样的动作。

如果无法在单腿支撑的情况下保持肋部触地并承重，可以练习使用双腿支撑的迷你桥式。

动作正确时的感受

　　＋　臀部下方或大腿内侧疲劳和发力

动作不正确时的感受，应立即停止

　　－　膝关节或下背部疼痛或紧张
　　－　大腿前侧或后侧疲劳或抽筋

▶ 做迷你桥式之前可以通过以下序列做准备：下半身再水合和下背部释放序列（第 125 页）、坐位加压序列（第 134 页）、足部运动训练（第 107 页）。

▶ 如果无法完成迷你桥式，请尝试核心挑战（第 187 页）、蚌式（第 172 页）或侧腿抬高（第 158 页）。

常见的代偿

　　通过拱起背部或抬起肋部移动骨盆，通过手臂向后推地来抬高髋部。如果深层臀部肌纤维激活时序不恰当，腘绳肌就容易痉挛，下背部的伸肌群启动了整个动作，在动作中就会出现下背部疼痛和拱起。可能还会出现膝关节疼痛或大腿前侧肌肉灼热和疲劳，这些也是代偿的信号。

▶ 核心挑战

改善神经核心的控制和时序可以提高运动能力并减少背部和髋部拉伤的风险。这项技术并不是"腹部"锻炼；相反，这个动作整合了反射性核心和根核心的协同调节的时序。

你将学会如何在整个运动期间保持反射性核心连接。你还可以通过根核心激活脊柱和骨盆的主要稳定肌群；尤其是腰肌——需要在整个活动过程中保持激活状态。稳定肌群的激活状态会随着运动的情况而改变。

腰肌会经历等长收缩（静态收缩）、离心收缩（拉长收缩）和向心收缩（短缩）的过程。像"泵"一样或是像为连接脊柱和下肢的组织按摩一样，如此可以强化肌肉在任何动作中保持脊柱稳定的能力。当这些神经核心的稳定系统失衡时，就不是在运动，而是在代偿了。

这项技术可以提升这些稳定肌群的控制能力和自身的整体稳定性。这是一个具有挑战性的动作。当初次练习时，配合呼吸并仅在呼气时做动作。

设置

1. 在做完骶髂关节剪切和骨盆后倾、前倾挑战后，以骨盆在滚轴上后倾的动作结束。

2. 使大腿垂直于地面，屈膝，小腿自然放松。

3. 手掌放在大腿前侧，手指靠近膝关节。肘关节伸直。

4. 保持骨盆在滚轴上主动后倾、肋部下沉且大腿轻轻地顶住手掌，手臂伸直。肋部保持下沉，

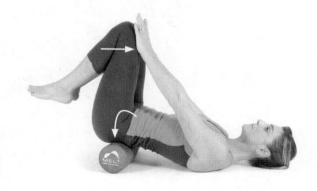

而骨盆必须后倾以保持下背部的自然曲线。尾骨也要保持在滚轴上。

再整合　设置

1. 在呼气时，通过发出"嘶"或"呵"的声音找到核心。两只手交叠放在同一侧膝盖前，并保持该侧膝盖推手掌。

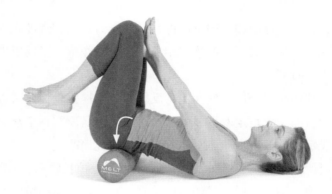

2. 找到核心并将另一侧的足放到地面并保持屈膝。将髋关节和膝关节稍微打开，让根核心得以正确激活。保持肋部和骨盆位于中立位（在滚轴上轻微后倾），放下的足与滚轴同高，不要接触地面。暂停一下，浅吸一口气，不要放松核心。

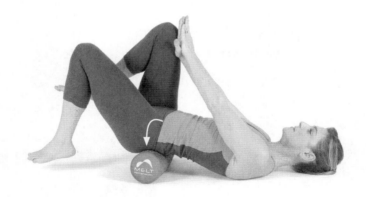

3. 在呼气时，再次通过发声找到核心，膝盖增加一些力度推手掌，肋部不要抬起且骨盆不要前倾，慢慢抬起腿使双膝接触手掌，在整个动作期间，不要抬起肋部或使骨盆前倾。

4. 将手放在另一侧大腿上，重复以上动作，确保整个过程是可控的。双侧再各重复 1 次。

注意：核心挑战中没有再构建。

多任务练习：保持骨盆在滚轴上位于后倾位，在整个活动范围内尽力不要使骨盆前倾或背部伸直，肋下部保持下沉并不要随着骨盆的活动而活动，保持膝盖和手掌之间的阻力，关注髋关节的活动。

在骶髂关节和骨盆后倾、前倾挑战中进行这个动作。

当熟练这个动作后，试着在一次呼气中完成整个动作，而不是在腿部的上下动作中各呼吸一次；在另一侧重复。两边各做 2 次足以再整合神经核心。不要过多地重复这个动作，否则会过度激活核心反射而不自知并造成代偿。

动作正确时的感受

＋　躯干、腹部以及脊柱相连接

动作不正确时的感受，应立即停止

－　髋关节或大腿的烧灼感或者下背部的疼痛。这些都是代偿的信号。如果感觉放低的大腿前侧疲劳，可以通过增加屈髋来减少代偿。

▶ 做核心挑战前可以做以下动作为身体做准备：骶髂关节剪切（第 127 页）、骨盆后倾和前倾挑战（第 132 页）。

第三部分

神经力量运动疗法序列

现在你已经掌握了 MELT 训练的 4 个 R 原则和神经力量技术的 2 个 R 原则，并且已经练习了神经力量技术的 7 个关键动作，我们可以将它们整合在一起并形成 MELT 运动表现训练的基本序列——神经核心稳定性序列、上半身稳定性序列和下半身稳定性序列。

这些序列的优点在于它们对任何人都有益处，无论什么年龄段或健身水平。无论你是正在为一个运动项目而训练的专业运动员，正在寻求损伤后或手术后加速复原方法的运动爱好者，是想减少关节疼痛的风险并增加一些自我保健的积极方式的普通人，还是只想知道如何减少日常重复动作带来的负面影响，这些序列都是你应该掌握的。熟练掌握了这些序列后，你就可以尝试第四部分中的动作并知道如何设置且精确地执行每个动作。你还能知道自己是否正确地完成了这些动作，因为在每个为再整合设计的动作中你的特定部位会感觉到疲劳。

即使是经验丰富的世界级运动员，初次尝试一些动作时也会感到挑战性，因为在日常生活中人们并不会有意识地使用稳定系统。而且，如果已有代偿模式的话，还需要多试几次才能回到正轨。记住，肌肉是否强壮并不是关键因素；如果你知道如何正确地设置并进入再整合过程，这些动作对任何人来说都是具有挑战性的！如果你发现某个动作特别容易或者无法精确地感知这些动作，这并不是因为你很强壮——可能是因为你的设置是错误的。

相信我，我知道运动员的思维是怎样的，因为我做了很多年运动员且帮助过很多受伤的运动员重新训练并使他们恢复了最佳运动表现。赢得奖牌和感觉强壮对于所有的运动员来说都是正常的。你不能靠蛮力去完成这些动作；如果这样做的话，就像我说的，你只是在走捷径，而没有走上神经整合的正轨。记住，你内心的那个运动员正等待着重新与你连接，给予这个内在的运动员最大的关注并以一种全新的方式使自己和身体连接起来。

▶ 序列基础

学习曲线

初次练习时，在第 8、9 和 10 章中的 3 个神经力量序列将各花费你 20 分钟的时间。对动作越熟悉，每个序列的练习时间就越短；我做每个动作需要 10～20 分钟。神经核心稳定性序列所需的时间最少，上半身稳定性序列次之，最后是下半身稳定性序列。这是对整个序列而言。在第四部分，你将了解如何选择符合你特定需求和目标的运动来形成强有效的 MELT 导图。现在，先练习所有的序列并更好地了解自己。

练习频率

将一个月分为 3 个 10 天。我希望你能做到至少每个 10 天的周期内，练习 1 次所有的序列。坚持 60 天。所以基本上，每 3 天练习其中一个序列。如果你想要加速学习曲线并精炼动作，你也可以每天做一个序列。但是不要连续 3 天重复同一个序列。真正掌握了身体中的神经力量后，你可以减少练习的频率，也同样能够保持核心、肩带和骨盆带的稳定和控制。

重中之重：设置

如果你需要重新回顾某一个动作，那么回到讲解该动作的那一章一步一步回顾。尤其是运动表现性动作，设置是至关重要的，所以如果你需要查看自己是否正确掌握了该动作，详见第 7 章的描述。

将序列想象成连贯的瑜伽姿势从一个动作到下一个动作，再到下一个动作，带着专注和连接，连贯进行一个又一个动作。每个序列都由一个休息位评估开始且以一个休息位评估结束，以便评估变化，使自动驾驶系统根据改善后的身体基线重置并与身体重心重新连接。不管动作做得多好，在每次进行下一个动作前，都要花一点时间感受身体此刻的状态，辨认常见的失衡。如果你记得前文所描述的 4 个常见的失衡，花几分钟做一次休息位评估和再评估，相信我，这是恢复稳定性的诀窍，所以花点时间辨认你目前的状态并评估所做出的改变。

在再水合序列之后，组织已经做好了准备，你需要做一个特定的神经力量技术动作，对应身体中的深层稳定系统。这些动作包含 3 个部分：设置、再整合设置和再构建设置。记住这些组成部分的关键概念。

设置

- 确保骨盆带和肩带位于正确的位置。当你试图激活稳定系统时确保骨盆带和肩带稳定。将注意力放在需要保持稳定的部位而不是活动的部位。记住，神经力量与肌肉力量无关，它与恢复神经通路的稳定性有关。

再整合

- 再整合包含了一系列慢速而精确的动作，在每次重复之间暂停。如果在再整合中感觉到疼痛或紧张，请立即停止并重新开始，因为再整合动作出现了偏差。疼痛是让你重新检查并设置姿势的信号，减速并重新再整合，直到你可以正确且没有疼痛地完成动作。
- 再整合只需要重复 4 次。如果你感觉已经发现了稳定性通路，便进行再构建设置。如果你感觉身体其他区域的激活带来了疼痛，则应停止并完全放松。要么等一会儿并试着重置姿势，要么翻身从另一侧开始。有趣的是，如果一侧身体受到抑制，另一侧或许会更容易完成动作。回到有困难的一侧再尝试一遍，在完成动作之前要更多地关注设置和身体姿势。

再构建

- 再构建包含了一系列慢速而精确的动作，中间没有暂停。再构建可以恢复正确的稳定性通路、控制和运动时序，并将神经通路从"捷径"拉回到正轨。
- 再构建设置有着更为轻快的节奏，不必暂停，比再整合设置要难，它也要求你关注设置姿势以及运动中保持稳定的部分。
- 再次强调，在稳定系统疲劳并造成代偿之前，只需要重复 4 次，正所谓"少即是多"。我保证，如果你感觉你还能重复更多次，那么你的神经系统仍然在"走捷径"，并且实际上你只是在不断加强代偿通路。

当你把动作整合在一起，你可以实现长久的改变。我在自己身上看到并见证了许多次这些序列的效果。我希望你带着两个目标来练习这些序列：短期目标是提升身体觉知，这样你可以更容易感觉到改变；长期目标是提升运动表现和寿命。

请记住，通过 MELT 运动表现训练增强感知是提升稳定性和运动表现能力的基础。不要在感到失衡或尝试某一序列没有感觉到变化时变得不耐烦。即便没有感知到变化也会构筑感知力！你将很快知道改变序列中动作的顺序会完全改变结果。

一些序列会带来显著的变化，而一些不会。或许一个序列看似没有产生任何改变，但下次练习这个序列时你会感知到变化——这就是心—身重连！感知会令自我保健事半功倍。人们总是等着真正遇到问题才去解决而不是提前分辨常见的失衡和疼痛前的信号。你通过自动驾驶系统评估和休息位评估了解了问题所在，你便掌握了所有让你超越你的健身目标的工具。

完美是一个无法实现的目标，这可能让你感觉沮丧。但是你已经很棒了。我知道这些，因为我和你一样。如果这不是真的，你不会看到本书的这句话。你是一个追求幸福和健康的人，这已经远超平均水平。将自身扎根于这些知识，就能加速你的神经稳定性提升。

重申：练习不是为了完美——它在于加强身体能力，提高效率和适应性。练习构建了必要的感知能力。当你能够感知你目前的状态，你就能清楚自己的目标并尽快达成。

成为一位自我治疗师本身就是一项需要掌握的技巧。你可以在一面镜子前做这些序列来精炼你的技巧。虽然通过视觉可以看到代偿并帮助你获得正确的姿势，但目标是提升身体觉知，所以当你感知到工作的部位正确时，花一些时间关注内在，去掉视觉辅助来获得这项技术的最大益处。

8

神经核心稳定性序列

日常生活中大多数人都有一定程度的神经核心失衡。坐在办公桌前，骨盆折叠会抑制神经核心，最终会导致腰痛吗？不良的饮食习惯是否会导致肠道问题并造成反射不良？过度训练腹肌会导致机制出错吗？是的！不管神经核心失衡是如何开始的，它正发生在许多人身上。

　　神经核心稳定性序列的主要目的是再平衡和再整合反射核心和根核心机制的时序，以提高脊柱灵活性、肠道支撑性、骨盆稳定性和控制。为了达到最好的效果，调整核心状态，在移动之前和移动过程中专注于保持稳定的部分。

休息位评估

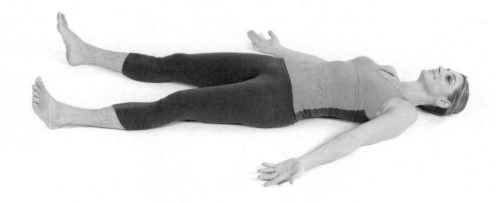

1. 用身体觉知去感受触地部位和悬空部位的累积压力，并且注意是否有任何的失衡之处。将头从左向右转，感受颈部悬空部位的限制；如果你需要一个参考点来确定下背部悬空部位是否过度拱起，可以触摸肚脐。
2. 感受从耳朵到足跟。在开始之前，自动驾驶系统是否已经与重心有着清晰的连接，感觉左右两侧是否平衡。
3. 感受并记住你的感觉。

骶髂关节剪切

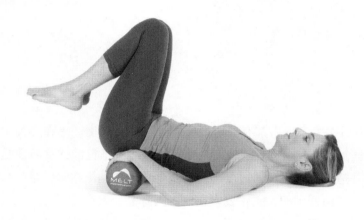

设置

1. 骨盆的中心在滚轴顶部。膝盖弯曲，双腿微微地向躯干倾斜。
2. 将膝盖微微左右倾斜 5~10 次。

动作要领

1. 保持膝盖向左倾斜，用两条腿或左腿画一个小圈，或者让膝盖前后移动 4~6 次，在左骶髂关节做剪切。
2. 左侧骶髂关节暂停活动，专注呼吸 2 次，在右侧重复这个动作。
3. 膝盖回到中立位。

屈膝加压

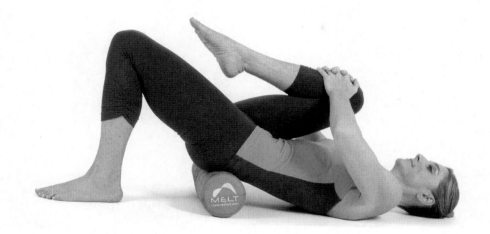

设置

1. 骨盆的中心放在滚轴的顶部。左腿屈膝，足部置于地上。
2. 注意力集中于骨盆前倾。
3. 将右膝拉近胸部。双手手指交叉放在右侧小腿或右侧大腿上。
4. 保持左侧大腿、臀部、腰部在同一条直线上，保持臀部挺直。

动作要领

1. 专注呼吸，呼气时，用双手向鼻子的方向拉右膝，同时左膝向左侧足趾用力靠拢。
2. 吸气时，减少拉力，呼气时再次增加拉力。
3. 放松右腿，把右足放在地板上，在另一侧重复相同的动作。

髋到足跟加压

设置

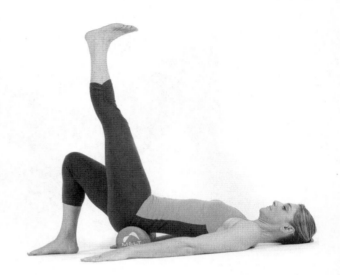

1. 骨盆的中心在滚轴的顶部。右腿屈膝，足部放在地上。
2. 骨盆后倾，左侧膝盖必须保持完全伸展。
3. 右侧小腿与左侧大腿平行，勾起左足，保持右足轻轻踩在地面。

动作要领

1. 不要屈曲左膝关节，髋部屈曲移动左腿使之垂直于滚轴，直到感觉膝关节要屈曲时停止。
2. 呼气时，踝关节背屈增加拉力，加强骨盆在滚轴上的前倾。吸气时，放松背部的张力，重复 1 次。
3. 放松左腿，把左足放在地上。在另一边重复相同的动作。

"4"字动作

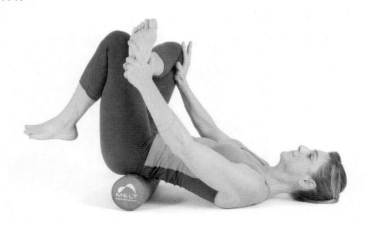

1. 保持左膝弯曲，左足放在地上。右踝背屈放在左侧大腿上；当腿朝胸前移动时收缩核心。

2. 保持髋部稳定，腰部不侧弯。将左手放在右足上或左大腿后面以维持正确的姿势。匀速"拉—压"，右手向前推右侧大腿，左侧大腿向右踝施加同样的力。

3. 当达到这个"拉—压"位置后，骨盆在滚轴上前倾使髋部打开并拉长，吸气时放松背部张力；呼气时，不要过度拱背，用同样的力将右膝推开，再次尝试让骨盆在滚轴上前倾。

4. 将左足放回地面，放松右腿，然后在另一侧重复。

骨盆后倾和前倾挑战

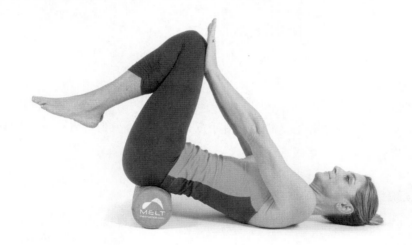

设置

1. 滚轴在骨盆下。屈膝，将大腿靠近胸部。双手放在大腿上向前推直到手臂伸直。

2. 大腿轻轻地压向手掌，感觉肩胛骨下方的背部沉向地面。

动作要领

1. 维持大腿和手之间的压力，背部紧贴地面。呼气时，在保持手臂不弯曲的前提下使骨盆前倾，不要放松大腿—手之间的压力，也不要使背部离开地面。专注于感知骨盆与背部和髋关节的单独运动。

2. 再次吸气，每次呼气时进行一次后倾和前倾，共做 4~6 次。

核心挑战

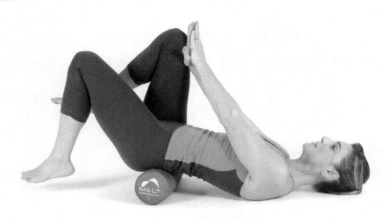

设置

骨盆中心位于滚轴上。轻轻地用手压大腿，保持背部受力且贴在地面，使骨盆在滚轴上后倾。足跟自然下垂，与臀部平齐。

再整合

1. 呼气时，让左侧髋关节打开，保持膝关节屈曲，慢慢将左足放回地面。

2. 在这个姿势暂停，确保准备动作维持不变，然后吸气，慢慢将左腿放回原来位置。两侧各重复 2 次。

动作正确时的感受

十：躯干、腹部和脊柱的连接。

动作不正确时的感受，应立即停止

一：髋关节或大腿出现烧灼感或下背部疼痛。

迷你桥式

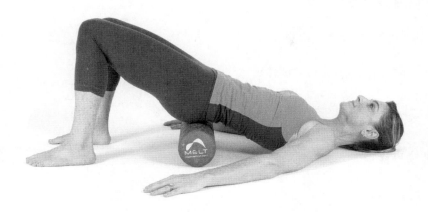

设置

1. 在中立位，双脚分开与髋同宽，膝关节屈曲，骨盆放松。你可以使用改良骨盆后倾和前倾挑战作为准备姿势。

2. 专注于保持稳定的部分：保持你的中背部放松并沉向地面，核心收缩。

再整合

1. 找到固定基点；足部压在地面，减轻髋部在滚轴上的压力。在这个位置上进行多任务练习 10~15 秒。
   - 提起足跟让背部承担更多压力
   - 将小腿拉近身体 2.5 厘米
   - 保持这个动作 5 秒

2. 在滚轴顶部完全放松骨盆（髋部压力变大，脚部压力变小），做 1 次专注呼吸，找到核心，重复以上动作 3 次。

再构建

　　在不放松收缩的情况下，从髋部开始用力，提起足跟，屈膝，让膝盖和足趾固定不动，背部沉向地面且固定，在进行多任务练习的同时抬起和放下骨盆 4 次，在另一侧重复。

   - 附加挑战：一条大腿垂直于滚轴，屈膝，只用一条腿抬起髋部使之离开滚轴，保持骨盆水平。抬起和放下 4 次，在另一侧重复。

动作正确时的感受

十：下臀部和大腿内侧在做功。

动作不正确时的感受，应立即停止

一：大腿前侧疲劳，膝盖或下背部疼痛，或者大腿后侧痉挛。

休息位再评估

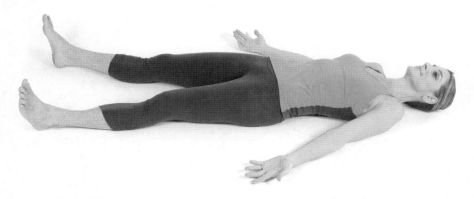

1. 使用身体觉知感受触地部位和悬空部位，注意失衡是否减少了。
   - 背部、骨盆和大腿在地面上是否更放松，下背部紧张和拱起是否减少，是否能够更加省力地转动头部。
2. 自动驾驶系统和重心是否有清晰的连接。
   - 是否感觉左侧或右侧更沉重。
3. 关注并记住你的感觉。

9

上半身稳定性序列

每天习惯性的活动，比如在电脑前工作、使用智能手机、背背包，或是运动训练会导致许多错误模式，以及上半身不必要的紧张和僵硬。除此之外，我们的躯干常常是弯曲且固定的，这会导致颈椎过度活动和肩带失去其完整性。这些都是引起疼痛的常见原因。

上半身稳定性序列的主要目标是重建肩带、颈椎和胸椎的稳定、控制和活动。为达到最佳效果，收缩核心并专注于在运动前和运动时保持稳定的部位。

休息位评估

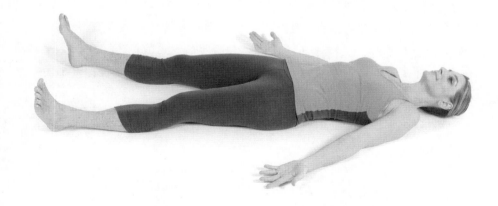

1. 用身体觉知感受触地部位和悬空部位的累积压力，注意是否存在失衡。
2. 在开始之前，感受自动驾驶系统与重心（骨盆）是否有着清晰的连接。
3. 感受并记住你的感觉。

肋部伸展位评估

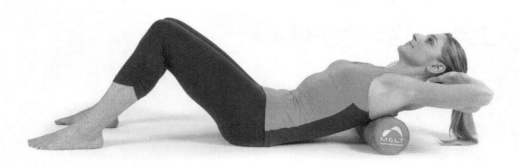

设置

肩胛骨置于滚轴上，屈膝，手放在头后，肘部张开。保持骨盆前倾。移动时，头部轻轻地压向手掌以避免颈部伸展。

动作要领

1. 将肋部向前弯曲，下肋部做准备动作。当做伸展动作时，注意下肋部保持稳定，避免头部前倾或颈部位移。
2. 呼气时，在滚轴上伸展肋部。下背部和颈部保持不动——避免过度伸展。
3. 吸气时，注意胸部的张力。呼气时，恢复肋部屈曲。重复2次。
4. 在第二次重复时，保持伸展并评估左右侧肋部侧屈的能力，在任意一侧停顿做1次专注呼吸，来评估躯干的张力或受限。回到中立位，做1次专注呼吸然后恢复肋部屈曲。

上背部滑动和剪切

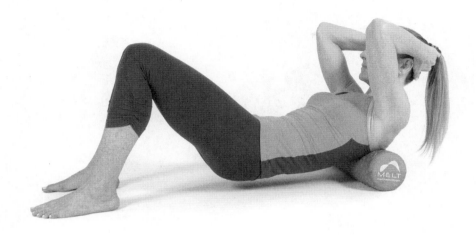

设置

上背部在滚轴上，手放在头后，颈部放松，肘部指向前，肋部屈曲，骨盆前倾。

动作要领

1. 启动核心，稍微将髋部抬离地面，然后在肩胛骨之间进行小幅度可控制的运动，滚动上背部，感受是否有压痛的区域或障碍。

2. 找一个可以忍受的点按压，停止移动，让前倾的骨盆回到地面，然后稍微前屈躯干进行剪切。通过稍微左右倾斜躯干来按压和旋转 4~5 次，就像拧开一个有儿童保护装置的瓶盖一样。保持小幅度运动。

3. 等待一会儿使组织适应，然后提髋，通过足部推动，使滚轴朝着肩胛骨的底部移动，到达肋中部或内衣边缘，重复滑动和剪切。

   注意：你可以在一侧进行 4 次滚动和剪切动作，然后回到中立位再在另一侧重复 4 次。根据时间和能力，你可以做一部分或全部的滑动和剪切动作，或跳过部分或所有的加压动作，直接进行上背部冲洗。当你更加适应滚轴上的运动时，可以增加动作。

肩胛骨内侧滑动和剪切

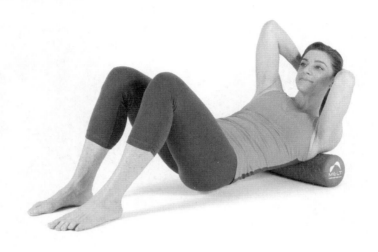

设置

1. 上背部靠在滚轴上，手放在头后，肘部指向前，肋部放松，骨盆前倾。
2. 保持核心的参与，上半身轻轻向左倾斜，然后轻轻抬起髋部使之离开地面。

动作要领

1. 通过足部向前、向后移动身体，在左侧肩胛骨顶端和内缘滑动。若遇到障碍，停止移动，让左臀部回到地面，然后开始剪切运动。
2. 向上或向外伸展手臂4~5次，来刺激肩胛骨之间的组织和肩关节。
3. 记住，如果有颈痛，将手放在头上向里、向外移动手臂4~5次，如果有肩痛，把手放在肩膀上然后屈肘，在身体前面移动手臂4~5次进行改良版剪切。
4. 将头部放在手上，停顿一下让组织适应。在另一侧重复或者进行下一个动作。

侧位肋骨滑动和肩胛骨外侧滑动及剪切

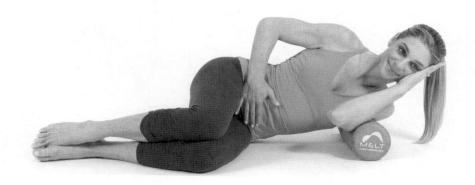

设置

左侧卧，将肩胛骨底部和肋中部置于滚轴上。前臂放松，左臂侧靠在滚轴上，头部放松地置于左手上，放松颈部。

动作要领

1. 躯干屈曲和伸展 5~10 次，滑动肋部侧面，然后在可以忍受的压力内停顿在一个点上，做 2 次专注呼吸，在每次呼气时都要找到核心。

2. 通过稍微将躯干向后伸来滑动肩胛骨外侧，使左侧肘关节更接近垂直地指向天花板，让滚轴按压肩胛骨底部和外侧边缘。缓慢地进行躯干侧屈，向上、向下移动滚轴滑动肩胛骨外侧边缘 5~10 次。寻找有障碍和压痛的区域。

3. 用手支撑头部，打开和收起下方的手臂使其靠近和远离面部，或者放松手部并将手臂在滚轴上拱起形似彩虹，做 4~5 次。

4. 手重新撑住头部，放松，做 2 次专注呼吸，等待一会儿使组织适应。在另一侧重复或者继续进行手臂的滑动和剪切。

手臂滑动和剪切

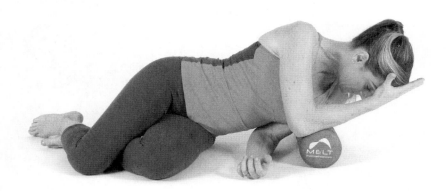

设置

将左上臂三角肌止点的位置放在滚轴上。头部放松，额头在右手上，减少颈部的压力。

动作要领

1. 通过躯干屈曲和伸展寻找手臂外侧滑动的障碍。

2. 遇到障碍时，抵着它缓慢移动，准备剪切。

3. 间接剪切：通过肩关节旋转抬起和放低手臂；使手臂向腹部移动并返回，做 4~5 次。

4. 直接剪切：保持前臂贴于地面，手臂向前向后 4~5 次。

5. 放松，做 2 次专注呼吸，让组织适应一会儿。在另一侧重复或继续进行胸部滑动和剪切。

胸部滑动和剪切

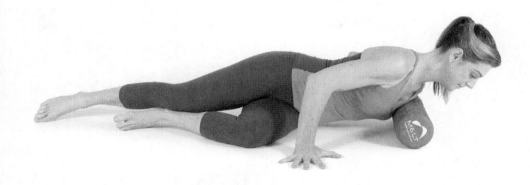

设置

将左肩前侧和胸部置于滚轴上；左手于身侧撑地。如果觉得颈部有压力，将头放在右手上，或者双手都于身侧撑地。

动作要领

1. 将一只手或双手放在地面上，核心收缩将滚轴滚向锁骨，身体微屈。向前伸展躯干，使滚轴向下移动。重复这个动作5~10分钟寻找障碍点。找到一个可忍受的点，抵着障碍点慢慢移动和剪切。

2. 将躯干左右平移进行胸部剪切，进行4~5次。记住，不要抵着滚轴摩擦皮肤；使滚轴抵着肋部下方滚动，进行皮下组织的剪切。

3. 暂停，做2次专注呼吸，让身体沉向滚轴，在呼气时给组织一些适应的时间。

在另一侧重复，如果在一侧完成所有动作，回到起始位置，将中背部置于滚轴上，然后在另一侧重复以上滑动和剪切动作。

上背部冲洗

设置

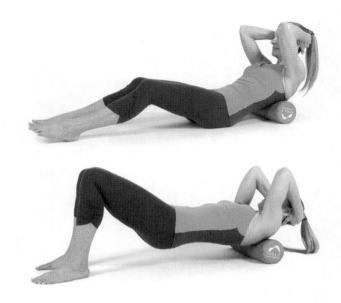

1. 将中背部置于滚轴上，手支撑在头后，肘尖向内，躯干稍微屈曲。
2. 激活核心，足于膝前撑地，髋部抬离地面2.5厘米，膝盖用力使滚轴滚至你的上背部。

动作要领

1. 做1次专注呼吸。在呼气时，激活核心，保持髋部放低，脚踝用力，使滚轴慢慢由躯干头侧向足侧移动，肋部屈曲。当腿伸直、髋部下沉回到地面时，保持压力一致。滚轴在背部（内衣下缘或肩胛骨下方）向下移动。
2. 足回到膝前然后找到核心，髋部抬离地面，膝关节位于踝关节正上方，滚轴移到上背部。暂停一下，做1次专注呼吸。
3. 重复冲洗3~4次，以提高全身的流动性。

侧卧摆臂

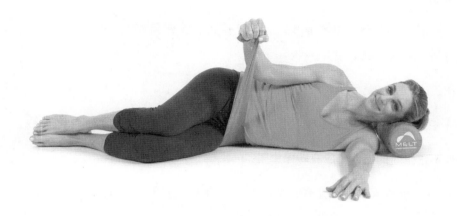

设置

1. 找一个舒服的位置左侧卧，弹力带放在左髋下方。髋关节和膝关节屈曲大约 45°。左手臂慢慢向外伸出，肩胛骨承重，不要让肩关节承重。大腿外侧比髋外侧承重更多。
2. 右侧肘关节放在右髋上，肩关节向内旋转直到指尖触摸到弹力带。
3. 折起弹力带形成一个手柄，前臂平行于地面拉起弹力带，保持手腕和前臂处于同一直线。

再整合　设置 1

1. 手臂前后伸缩 4 次，找好动作的角度，确保手部在整个活动范围内都保持在髋部的前方。
2. 手臂向髋部方向收回，但是在肘部触碰到髋部之前停止。保持这个位置 10~15 秒让再整合生效。

再整合　设置 2

　　手臂从肩关节处外旋，保持腕部和前臂呈一条直线，在顶点暂停数 2 个数。然后慢慢放低手臂到平行于地面的位置，再一次暂停数 2 个数。重复 4 次。

再构建

手臂以相同的速率外旋 4 次，不要停顿。放开弹力带，并重复这一动作，稍微增加活动范围，共做 4 次。

动作正确时的感受

＋　肩关节和上臂后侧疲劳或发热

动作不正确时的感受，应立即停止

—　颈部、锁骨、前臂、肱二头肌或者腕部有压力或疼痛

在另一侧重复或者继续做侧卧反手。

侧卧反手

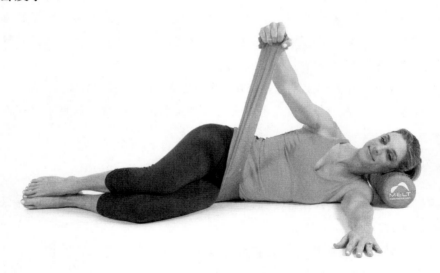

设置

1. 舒服地侧躺，将弹力带放在左髋下方。抬起右侧手臂，下方的肩部向远端挪动，使颈部感到打开和放松。手臂稍微向髋部倾斜形成一个锐角。

2. 保持肋部不动，向地面伸直手臂找到弹力带。折起弹力带形成手柄然后拉起，使手臂与地面平行；手轻微向着髋部倾斜成锐角，不要运动至肩关

节前。

再整合　设置 1

在完成侧卧摆臂时，慢慢地前后移动手臂 4 次，肘关节屈曲时，前臂从髋部上方经过；手臂伸直，向前向外伸，保持在髋部前侧。在最后一次重复时，手臂伸直，与髋部成锐角。保持这个姿势 10~15 秒。

再整合　设置 2

手臂伸直，与髋部成锐角，慢慢向上拉增加弹力带的张力，像提起一桶水一样，暂停，数 2 个数。慢慢放回到平行于地面的位置，暂停，数 2 个数。重复这个动作 4 次。

再构建

与再整合的运动范围相同，在活动范围末端不再暂停，稍微增加速度；重复 4 次。然后放开弹力带重复 4 次，慢慢增加活动范围。

动作正确时的感受

＋　肩关节后侧和前侧以及上臂后侧疲劳和发热

动作不正确时的感受，应立即停止

—　颈部、锁骨、前臂、肱二头肌或腕部感到压力或疼痛

在另一侧重复。

肋部伸展位再评估

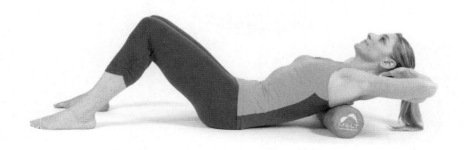

1. 将中背部放于滚轴上，再次评估将肋部动作与颈部和下背部动作相区分的能力。骨盆前倾并使肋部前屈，在滚轴上向后伸展肋部。
2. 做 2 次专注呼吸，注意活动范围是否增加以及躯干受限是否减少。
3. 每次呼气时都要激活核心以加强肋部的伸展。
4. 重复屈曲和伸展 2 次，在伸展的位置停顿，呼吸 2 次。
5. 保持伸展然后左右侧屈，注意活动范围是否增加，或受限是否减少。两侧都暂停并做 2 次专注呼吸加强躯干的伸展和活动性。
6. 回到中立位，拿掉滚轴然后做一次休息位再评估。

休息位再评估

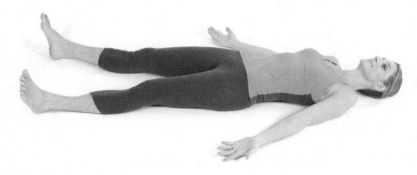

1. 感受触地部位和悬空部位，注意失衡是否减少。
   - 背部、骨盆和大腿在地面上是否更放松，下背部张力和拱起是否减少，是否可以更有效地转头。
2. 自动驾驶系统与重心是否有了更清晰的连接。
   - 左右两侧是否感觉更平衡。
3. 注意感受并记住你的感觉。

下半身稳定性序列

下半身的浅层肌肉经常因为力量训练和爆发力训练而被过度使用和误用，下半身稳定系统也常因此而受到抑制。

下半身稳定性序列的主要目标是重获骨盆带的稳定和控制。经常检查和重置骨盆位置可以减少代偿和错误的动作模式。为了达到最佳的效果，在做动作时要激活核心并关注保持稳定的部位。

休息位评估

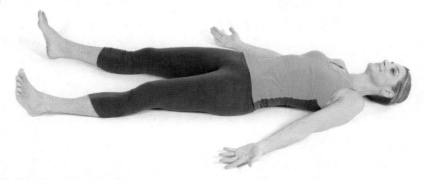

1. 感受身体的触地部位和悬空部位上的累积压力，注意有无失衡。
2. 在开始前感受自动驾驶系统与重心（骨盆）是否有清晰的连接。
3. 注意感受并记住你的感觉。

髋部深层滑动和剪切

设置

1. 坐在滚轴上，屈膝，一侧足平放在地面上。把手撑在滚轴后侧的地面上来保持平衡。
2. 足部发力推动，使骨盆在滚轴上滚动，前后滚动 5~10 次。

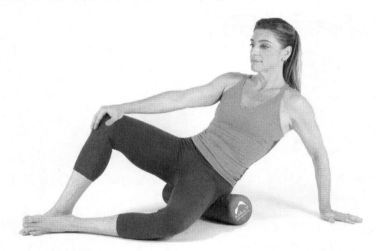

动作要领

1. 向左侧倾斜身体，左手撑在滚轴后侧保持平衡；右手放松置于右膝上。足部发力推动，使滚轴沿着左侧坐骨外缘滚动，这也是髋部深层肌肉所在的位置，前后滚动 5~10 次。探查髋部深层障碍。
   - 为了增加髋部的压力，将髋关节外旋，使滚轴按压到髋部深层肌群，然后连续滚动，主要使用右足支撑。
2. 找到障碍点后抵着它进行剪切运动。
   - 间接剪切：活动髋关节，腿部做蚌式上下 4~5 次，然后暂停进行 1 次专注呼吸或者尝试直接剪切。
   - 直接剪切：伸直左腿，髋部在滚轴上前向滚动 4~5 次。暂停进行 1 次专注呼吸，给组织一些时间适应。
3. 在另一侧重复。

坐骨三角和骶髂关节滑动

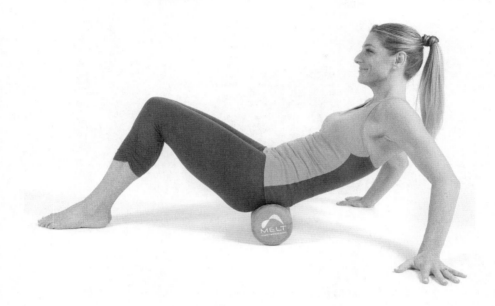

设置

双手放在滚轴后支撑身体，双手张开，手指朝外。保持肋部放松和下沉，骨盆前倾，屈膝。双手和足部轻轻撑在地面以激活核心。

动作要领

1. 通过前后活动躯干来滑动骶骨，使滚轴在骨盆上下滑动 5~10 次。在这期间保持核心收缩。

2. 向左稍微倾斜膝关节来滑动骶髂关节（想象一个平行于面部的时钟，膝关节向 11 点钟方向倾斜）。用足部推动身体活动，使滚轴在骶髂关节上下滑动 5~10 次。

3. 向左稍微倾斜膝关节来滑动骶髂关节，重复 5~10 次，回到中立位。

侧髋滑动和剪切

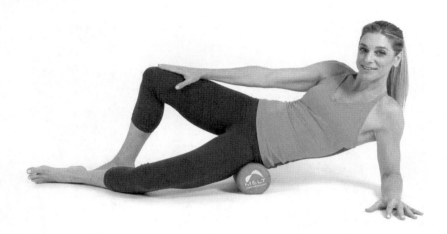

设置

左前臂放在滚轴后的地面上支撑身体，屈膝，将滚轴压在左髋下方；右手放在右膝上辅助控制滑动运动。

动作要领

1. 用足部带动身体活动，使滚轴在髋关节上下滚动 5~10 次并寻找有障碍的区域。
   - 如需增加压力，可以将左侧大腿放在地面，通过右腿的活动引导左髋下方的滚轴上下滑动。身体越放松，滑动作用对髋周围的组织作用越大。
2. 找到障碍，抵着它的边缘剪切。
   - 间接剪切：左足踩在地面上，髋关节进行内外旋，向内、向外压腿 4~5 次。
   - 直接剪切：伸直左膝让整个身体在滚轴上向前、向后滚动。如果感觉像是在过一个减速带或者抵着障碍没有压力，稍微向前倾斜，通过快速前后移动髋部 4~5 次进行十字摩擦。请记住，皮肤不能在滚轴上摩擦；移动时，皮肤要紧贴在滚轴上，抵着骨碾压肌肉。
3. 暂停，进行 1 次专注呼吸，让组织适应一下。
4. 在另一侧重复。

蚌式

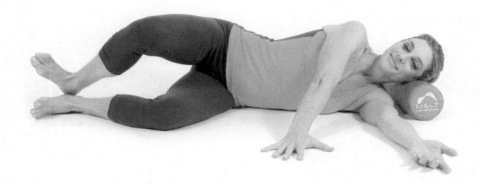

设置

1. 舒服地侧躺，手臂根部稍微向外伸展，身体重量更多地压在肋部而不是手臂。将下方的髋部略微向后移动，感觉身体重量更多地压在大腿外侧而不是髋部。
2. 骨盆保持后倾、对齐，滚动滚轴，核心保持激活。

再整合　设置 1

1. 足跟并拢，上方腿做蚌式但是不要让滚轴在上方髋部周围滚动。可以将上面的手放在髋部，保持髋部在运动过程中不动。
2. 在蚌式姿势暂停并重置骨盆后倾、对齐和滚动滚轴的姿势。保持 10 秒。
3. 维持该姿势，把上面的手放在地面，试着减少大腿根部在地面上的重量。保持这个姿势 10 秒，然后将下方的腿放回地面。骨盆后倾、对齐，滚动滚轴，然后做 1 次专注呼吸。

再整合　设置 2

　　慢慢把上方的大腿放回下方的腿上，但是不要完全放松。再次做蚌式，足跟相靠，骨盆后倾、对齐，滚动滚轴；在顶端停顿数 4 个数，慢慢返回。重复 4 次，每次在活动范围末端停顿。

再构建

1. 平稳且没有停顿地重复 4 次该运动。

2. 在另一侧重复。

动作正确时的感受

　　＋　下髋部区域疲劳

动作不正确时的感受，应立即停止

　　－　大腿前侧、下背部或颈部疲劳

大腿内收举

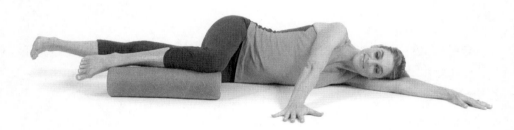

设置

　　侧卧，将上方的小腿放在滚轴上，屈膝，下方的腿伸直。骨盆稍微后倾，保持肋部稳定。髋部上下对齐。做 1 次专注呼吸，激活核心。

再整合　设置 1

1. 下方的腿伸直，慢慢从地面上抬起，保持骨盆稳定；将下方的腿向滚轴靠近，即下方髋关节微屈。
2. 将上方的手放在地面上，检查有无代偿；稍微减轻上方小腿压在滚轴上的压力（但不抬离滚轴），下方的腿抬高 2.5 厘米。保持 4 秒，将上方的小腿压回滚轴上，保持该姿势 30 秒。

再整合　设置 2

　　下方的腿保持抬起，尝试再抬高 30.5 厘米，暂停数 2 个数，将腿下落至与地面平行的高度，暂停，重复 4 次，在运动的始末都暂停。

再构建　设置 1

慢慢地将腿放回地面，抬起至最大的幅度 4 次，不要停顿。

再构建　设置 2

在最大活动范围内，缓慢地且有控制性地做抬腿动作 4 次。在最高处数 2 个数，然后放回地面。

动作正确时的感受

＋　大腿内侧、靠近髋部的地方疲劳或做功

动作不正确时的感受，应立即停止

—　膝部或下背部疼痛或疲劳

—　腰部骨盆以上的肌肉参与

保持这姿势，尝试侧腿抬高，然后翻身重复以上动作。

侧腿抬高

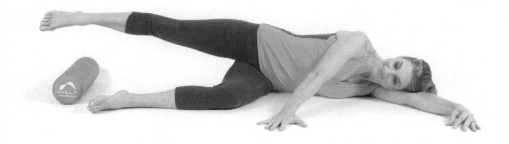

设置

1. 舒服地侧卧，下方的手臂伸直，肩部不要承重。屈膝 90°，自觉身体重量压在外侧大腿多于髋部。将滚轴放在上方的腿下，靠近脚踝处。
2. 上方的手放在髋上，骨盆后倾、对齐，滚动滚轴，激活核心。

再整合　设置 1

1. 保持骨盆稳定，慢慢抬起上方的腿使之平行于地面，腿与躯干应在同一直线上。避免屈曲髋关节。骨盆后倾、对齐，滚动滚轴，保持这个姿势 10~15 秒。
2. 现在将腿内旋，暂停数 2 个数；髋关节外旋，保持骨盆稳定，暂停数 2 个数，重复旋转 4 次，注意保持骨盆稳定、后倾、对齐，滚动滚轴。

再整合　设置 2

　　重新检查骨盆位置，保持髋关节轻微外旋，将腿抬高 2.5 厘米，暂停数 2 个计数。放低大腿使之与地面平行，暂停数 2 个数。重复这个小范围的运动 4 次。

再构建　设置 1

　　重新检查骨盆后倾、对齐，滚动滚轴。慢慢抬起腿，平行向上，然后降低直到踝关节碰到滚轴，再慢慢抬腿，没有停顿地抬起 4 次。

再构建　设置 2

1. 抬腿至大约高于平行地面 30.5 厘米的位置，骨盆保持在原来的位置上；做内旋到外旋动作 4 次，不要停顿。
2. 翻身然后在另一侧尝试大腿内收举和侧腿抬高。

动作正确时的感受

　　＋　髋部上方区域疲劳或做功
　　＋　腿不自主地摇摆

动作不正确时的感受，应立即停止

　　－　小腿疲劳或做功，背部感觉压力或者下背部痛
　　－　大腿侧（髂胫束）有烧灼感
　　－　髋关节前侧疲劳多于髋外侧区域

休息位再评估

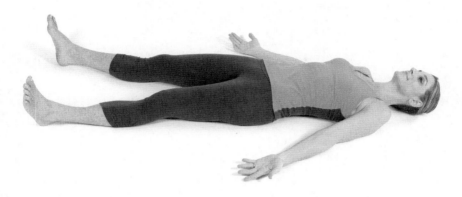

1. 感受触地部位和悬空部位，注意身体的失衡是否减少。
   - 背部、骨盆和大腿在地面上是否更放松，下背部张力是否减少，是否可以更容易地转头。
2. 自动驾驶系统与重心是否有清晰的连接。
   - 是否感觉左右更对称。
3. 注意感受并记住你的感觉。

第四部分

神经力量运动疗法导图

11

稳定性导图

     尝试过 MELT 运动表现训练的基本序列后，你可以把动作组合起来设计新的 MELT 导图。我设计了一些基础的导图为你提供一些思路，这样你就知道怎样搭配动作来提高稳定性和运动表现并达到更高的目标。

    我将 MELT 导图拆分成 3 类：运动表现导图、疼痛和关节损伤导图以及生活方式导图。你可以尝试使用任一导图，即使你不打篮球，或者你最近做了髋关节置换手术，又或者你属于办公室久坐人群。记住，本书的动作是神经力量训练中最需要掌握的，但这并不是全部。还有很多东西需要学习！当你想尝试这些序列时，可以打开相关 APP（MELT On Demand）观看。在那里，你将会找到这些分类的视频教程、序列和导图，它们可以帮助你了解更多并精进技术。

    许多运动都有训练日和比赛日导图。区分这两者是很重要的：在比赛日，需要着眼于再水合来提高灵敏性和稳定性，而在训练日，需要着眼于关节稳定和神经力量训练。知道什么时候去做哪个类型的序列是提高运动表现的秘诀。

    本章涵盖了十几张不同的导图。它们之间有相似之处，根据特定原因区分排列。从你觉得最符合你的生活方式和目标的类别开始，然后尝试其他导图。我建议你也可以通过写日记的方式跟进训练结果。

▶ 运动表现

　　尽管每项运动都有其特点，但是很多项目需要的稳定性是相似的。比如，无论你的运动是棒球、高尔夫球还是飞盘，抓握力量、旋转控制和地面反作用都是必不可少的。

　　我与上千的运动员、业余爱好者和专业人员共事过。虽然舞蹈、排球和篮球对肌肉力量的需求不同，但在跳跃和落地时需要的外侧稳定以及精准运动需要肩部的稳定是非常类似的。常见的损伤是脚踝和膝外侧扭伤，以及慢性下背痛和颈痛。为了避免这些常见"灾难"并提高外侧灵敏性和稳定性，可以设计类似的运动导图。

　　使用最符合你的运动的导图，然后再尝试其他类型跟进训练结果。记住，不管什么运动，所有运动员都需要抓握力量和把握地面反作用力的精准时机，以及颈部稳定且灵活。MELT 手部和足部运动训练是你在训练日要练习的。无论你是否喜欢运动，MELT 迷你手部和足部运动训练都适合在比赛日练习。我建议在每晚睡觉前做颈部放松序列，这样可以获得更好的休息和睡眠，并使颈部免受疼痛困扰。

篮球、舞蹈、体操、滑冰、排球和混合武术的导图

训练日导图（大约 30 分钟）

　　休息位评估
　　手部运动训练
　　坐位加压序列
　　侧腿抬高
　　侧卧摆臂
　　大腿内收举
　　　　在另一侧重复侧腿抬高、侧卧摆臂、大腿内收举
　　休息位再评估
　　骶髂关节剪切
　　屈膝加压

迷你桥式运动

骨盆后倾和前倾挑战

核心挑战

休息位再评估

比赛日导图（大约 12 分钟）

休息位评估

如果你有额外的 5 分钟，在休息位评估后做一个迷你足部运动训练

髋部深层滑动和剪切

骶髂关节剪切

骨盆后倾和前倾挑战

核心挑战

"4"字动作

休息位再评估

足球、橄榄球、冰球和滑雪的导图

训练日导图（大约 25 分钟）

休息位评估

足部运动训练

坐骨三角和骶髂关节滑动

髋部深层滑动和剪切

蛙式

大腿内收举

休息位再评估

骶髂关节剪切

骨盆后倾和前倾挑战

核心挑战

屈膝加压

休息位评估

比赛日导图（大约 12 分钟）

　　休息位评估
　　　　如果你有额外的 5 分钟，在休息位评估后做一个迷你手部运动训练
　　坐骨三角和骶髂关节滑动
　　侧髋滑动和剪切
　　上背部滑动、剪切和冲洗
　　颅底部剪切
　　颈部减压
　　休息位再评估

网球、高尔夫球、拳击、棒垒球、曲棍球、举重 / 极限运动、摔跤、攀岩、赛车 / 越野赛、飞盘的导图

　　这些运动需要良好的手—眼协调、足部稳定和抓握控制能力。外侧运动和上半身旋转控制也需要髋和膝来稳定。

训练日导图（25~30 分钟）

　　休息位评估
　　足部运动训练
　　上半身再水合序列
　　侧卧摆臂
　　侧卧背手
　　　　在另一侧进行侧卧摆臂和侧卧反手
　　大腿内收举
　　　　在另一侧进行
　　骶髂关节剪切
　　髋部到足跟按压
　　"4" 字动作
　　骨盆后倾和前倾挑战
　　核心挑战

休息位再评估

比赛日导图（大约 12 分钟）

休息位评估

迷你手部运动训练

改良骨盆后倾和前倾挑战

骶髂关节剪切

屈膝加压

髋部到足跟按压

肋部拉伸（为了评估肋部活动）

上背部滑动和剪切

手臂滑动和剪切

上背部冲洗

肋部拉伸

休息位再评估

跑步、骑行、冲浪、滑板和游泳的导图

这些运动需要足部灵活且躯干要有充分旋转。这些训练通过恢复躯干活动性、核心控制和骨盆稳定能力来提高肩部稳定性。

训练日导图（大约 25 分钟）

休息位评估

足部运动训练

肋部拉伸（为了评估肋部活动）

上背部滑动和剪切

肩胛骨内侧滑动和剪切

侧位肋骨滑动和肩胛骨外侧滑动及剪切

上背部冲洗

肋部拉伸

侧髋滑动和剪切

  侧腿抬高

  骶髂关节剪切

  骨盆后倾和前倾挑战

  核心挑战

  迷你桥式

  "4"字动作

  下背部减压

比赛日导图（大约 12 分钟）

  休息位评估

  迷你足部运动训练

  坐位加压序列

  肋部拉伸

  颅骨底部剪切

  颈部减压

  休息位再评估

疼痛和关节损伤

  体育运动可能导致损伤，我设计了 3 种 MELT 导图用于 3 种针对特定关节的中立位恢复和稳定性的训练。如果你的身体目前没有出现疼痛，但想休息和康复的时间降低受伤的风险，可以尝试其中一项 MELT 导图。

  如果已经存在疼痛问题，我建议先使用间接训练，再做直接训练。与其专注疼痛的部位，不如先在身体其他部位做 MELT 训练。这可以间接地缓解疼痛，不会给神经系统过多的压力。这无疑是消除疼痛的有效方法。

  虽然导图是从间接训练开始的，但却可以直接缓解疼痛。如果你发现按照导图完成了 1~2 次训练后敏感性提高了，可以先进行后面更加间接的训练，一个星期后再回到直接训练。更间接的治疗可能需要更长的时间，但是它会带来更好和更持久的效果。

颈部、肩膀和肘部的导图（大约 25 分钟）

如果你存在损伤，例如上半身做了手术或者有疼痛，下面这个直接训练的导图可以强化你上半身的 3 个主要部位并恢复肩带的稳定性。

休息位评估

手部运动训练

上半身稳定序列

肋部拉伸（为了评估肋部活动）

上背部滑动和剪切

肩胛骨内侧滑动和剪切

手臂滑动和剪切

侧卧摆臂

肋部拉伸（为了评估活动范围）

颈部放松序列

颅底部剪切

颈部减压

休息位评估

下背部、髋关节、骶髂关节的导图（大约 25 分钟）

如果你的下背部、骨盆或者髋关节有损伤、做过手术或者有顽固性疼痛，可使用这个直接作用于骨盆稳定性和重建神经核心控制的导图。

休息位评估

足部运动训练

改良骨盆后倾和前倾挑战

骶髂关节剪切

屈膝加压

骨盆后倾和前倾挑战

核心挑战

下背部减压

迷你桥式

侧腿抬高

休息位再评估

膝关节、踝关节和足部疼痛的导图（大约 25 分钟）

如果你受过伤、做过手术，或者存在胫骨骨膜炎、持续性疼痛、痉挛或下半身肿胀，按顺序做导图中的训练可以控制髋关节、膝关节和踝关节并恢复其稳定性。

休息位评估

足部运动训练

坐位加压序列

蚌式

大腿内收举

骶髂关节剪切

屈膝加压

"4"字动作

髋部到足跟加压

休息位再评估

▶ 生活方式

无论你大多数时间是坐着、整天站着，还是需要提重物，以下 MELT 导图都将帮助你建立身体的稳定性和活动性，让关节免受疼痛困扰。

办公室职员（大约 20 分钟）

如果你每天久坐超过两个小时，本 MELT 导图可以帮助你减少"办公桌痛苦"。久坐会降低筋膜的支撑能力，减少血液流动，以及增加高血压、心脏病与糖尿病的发生和发展风险。进行导图中的训练时，至少每 45 分钟离开你的椅子 1 分钟，双手伸展举过头顶，深吸一口气，呼气时放下手臂，做 4~5

次。在办公室做这个可能看起来有点傻，但是你的背部会感激你的。

你可以依次完成两个序列，或者只做一个来恢复脊柱的稳定性和髋部的活动性。一定要从休息位评估开始，以休息位再评估结束。

可加做迷你手部运动训练，加入以下序列或者在工作时单独做都可以。

下半身序列

　　休息位评估

　　坐骨三角和骶髂关节滑动

　　骶髂关节剪切

　　屈膝加压

　　"4"字动作

　　迷你桥式

　　骨盆后倾和前倾挑战

　　核心挑战

　　下背部减压

　　休息位再评估

上半身序列

　　肋部拉伸（评估肋部活动）

　　上背部滑动和剪切

　　上背部冲洗

　　侧卧反手

　　肋部拉伸（肋部活动再评估）

　　颅底部剪切

　　颈部减压

　　休息位再评估

体力劳动者（大约 25 分钟）

如果你从事体力劳动，比如建筑工作、管道安装工作，或者你是工厂工人、农场工人、军人、消防员、警报员，你的下背部和颈部可能为你每天不得不背负的沉重装置和重复性运动付出代价。我设计的这个 MELT 导图考虑到这些情况。我想帮助你保持良好的肩部和髋部力量同时减轻颈部和下背部的压力。你可以依次完成两个序列，或者为了更好的疗效做完一个第二天再做另一个。

可根据自我保健训练的时间，在执行中的一个或两个序列中增加手部或足部运动训练。

上半身序列

　　休息位评估

　　上背部滑动和剪切

　　肩胛骨内侧滑动和剪切

　　手臂滑动和剪切

　　上背部冲洗

　　侧卧摆臂

　　颅底部剪切

　　颈部减压

　　休息位再评估

下半身序列

　　骶髂关节剪切

　　骨盆后倾和前倾挑战

　　屈膝加压

　　"4"字动作

　　迷你桥式

　　大腿内收举

　　休息位再评估

如果你长时间站着或走路运动，下面这个 MELT 导图非常适合你。餐饮工作者、展厅管理者和销售员都需要长时间站立，这给背部造成了不必要的压力，导致足痛、髋部僵硬、下背部不灵活。你可以依次完成这两个序列或者每隔一天做一个。

下背部序列

　　休息位评估
　　足部运动训练
　　髋深层滑动和剪切
　　蚌式
　　骶髂关节剪切
　　屈膝加压
　　迷你桥式
　　髋部到足跟加压
　　休息位再评估

上半身序列

　　肋部拉伸评估
　　手部运动训练
　　上背部滑动和剪切
　　上背部冲洗
　　肋部拉伸再评估
　　休息位再评估

术语释义

MELT 疗法：一种简单的有助于预防疼痛、损伤恢复、延缓衰老和活跃生活的方法；在手部和足部使用小球，在其他身体部位用软滚轴，MELT 疗法可以直接提高身体觉知、补充结缔组织水分，并且平抚神经系统。

MELT 运动疗法：利用 MELT 疗法的 4 个 R 和神经力量训练的 2 个 R，这种自我保健系统通过自我管理技术重点提高筋膜的质量并维持最佳的感觉运动控制。

神经力量：支配人体的感觉和运动整合，具有可塑性和发展性；运动是受感觉反馈和感觉预期来引导的，而感觉是由运动方式决定的；神经力量训练可利用和强化在日常生活和衰老中重复和退化的自主感觉运动控制。

一般术语

自动驾驶系统：身体中不受自主控制或潜意识下保护和稳定自我的部分。

身体觉知："内部感知仪"，在不使用常识的情况下，允许"自动驾驶系统"感知身体的位置；它就像人体内置的 GPS 系统，和自动驾驶系统一样，它是自动的且一直在运作；是本体感觉和本体间感觉的简化术语。

活体模型：一个动态的功能模型，由 5 个关键元素组成，专注于健康生活的自主部分；适用于自我评估和自我保健，不同于解剖模型；简单来说，活体模型体现了神经筋膜功能的非随意性。

触地部位和悬空部位：简化复杂解剖术语的结构评估工具；在 MELT 疗法中作为所有动作的参考点，以确定合适的姿势和动作。例如，不必考虑具体的骨和肌肉，只需知道头是触地部位，颈是悬空部位。MELT 技术的规则之一是只用滚轴滚压触地部位，从不滚压悬空部位。

神经核心：在没有意识控制的情况下，维持内在稳定性的机制和反射；它是由大量反射和神经稳定系统组成的，使我们能够将负荷从脊柱传到下肢，并以直立的姿势行走；反射性核心稳定脊柱和保护器官，而根核心保持身体接地并机械地帮助维持基本的身体排列（头、肋部和骨盆）。

累积压力：可使结缔组织或筋膜失去弹性、脱水，累积压力是由日常生活中的重复动作累积形成的。

张拉能量：存在于结缔组织液体基质中的流体静力学潜能，它能产生从头到脚的完整性张力，并帮助保持身体各部位在一个小的支撑物（足）上保持平衡；它是通过 MELT 补水序列的冲洗和延长技术实现的，流动的局部液体通过筋膜和前淋巴管；该模型包含间质流体、机械传导、压电和张拉整体等概念。

MELT 动作术语

加压：施加一种可忍受的、温和的压力，以刺激细胞间或细胞外基质内的液体交换。

减压：通过产生流体交换，将液体释放到关节腔隙，恢复关节或主要悬空部位（如颈部或下背部）的张力完整性和稳定性。

分化：单独移动某个部位，同时保持其周围部位稳定；这不同于只关注运动部位的分离运动，当移动某个部位以重新获得适当的运动控制时，分化侧重于保持稳定的部位。

可延展性：组织延伸的能力，可延展性越高，肌肉和结缔组织撕裂的可能性越低。

专注呼吸：将呼吸集中到身体被压迫的部位，或有意识地吸气；这会刺激组织中的感受器，帮助人体全身血液等液体的循环。

4 个 R：MELT 疗法的直接和间接技术：再连接、再平衡、再水合和再释放；这 4 个 R 是消除累积压力的"秘诀"，也是 MELT 疗法的流程；在每个类别中，用不同的技术来达到预期的结果。

摩擦：一个非常轻的、随机的运动，刺激浅层结缔组织，并促进结缔组织和淋巴以及毛细血管系统的液体流动；摩擦只作用在手部和足部。

滑动：一种双向的运动，使一个球或滚轴在人体一个小区域中用一致的压力移动，为下个动作（也称为剪切）做准备，并找出压痛点和脱水部位。

MELT 导图：将一系列序列整合起来，创建一个完整的训练方案，包括 MELT 疗法的 4 个 R 和神经力量的 2 个 R；导图可以同时涉及初级、中级和高级序列，使用神经力量来提高表现，使用再水合来恢复和预防。

动作：MELT 疗法的最基本元素，一个动作可将 4 个 R 中的一个应用到身体的某个部位。

多任务练习：掌握了一种运动模式并找到了稳定性后，专注于准备动作，以及在运动时保持稳定的部位；你必须同时处理多项任务，花大量时间集中思考许多细节来重新整合；多任务处理会分散注意力，这有助于创造新的神经通路、改善神经运动控制和提高感官意识。

穴位按压：活动手部和足部的多个关节，恢复其基本的活力，增加手部和足部的灵活性，改善四肢和身体其他系统之间的神经联系。

再平衡：提高控制反射核心、根核心和肌肉时序的技术，以改善平衡和稳定性，再平衡技术也可以重新调整（或重新平衡）压力和修复的神经调节。

再连接：在任何 MELT 序列前或 MELT 导图完成后，用于评估身体当前状态的技术，也可以用来评估休息和训练产生的改变；再连接动作还可以帮助"自动驾驶系统"重新获得与重心的连接，从而提高神经系统自主调节的稳定性和效率。

再水合：恢复结缔组织系统的流体状态和支持质量，减轻黏着应力，提高张力能量的技术，可改善关节、肌肉、器官和骨骼的环境，减少关节的活动，还可以提高体内每个细胞的营养吸收，压迫和伸长技术用于恢复筋膜系统的弹性。

再释放：减少颈部、下背部、脊柱、手部和足部关节不必要的张力的技术，有助于恢复部位和空间之间的平衡，提高颈部和下背部空间的灵活性。

冲洗：一种缓慢的、一致的、单向的运动，可以改善整个结缔组织系统的体液流动（机械传导）；就像浴缸里流动的水一样，使体内液体漩涡般运动。

序列：至少涉及 MELT 疗法的 4 个 R 中的两个、可产生特定效果的渐进性动作程序；序列是在直接治疗前，加强MELT 训练效果的唯一间接方法，间接作用于疼痛区域，而不是直接干预。

剪切：用一个小球或滚轴刺激结缔组织中液体交换的一种较便捷的特殊运动；剪切需要身体内部各层组织之间的摩擦力，以改善筋膜之间的滑动和流畅。

双向拉伸：利用肌肉将结缔组织向两个方向轻轻拉伸，以增加关节的间隙，并为周围组织补充水分。

科学术语

粘连：体内两个面之间形成的像瘢痕一样的组织束。

传入神经：从感觉器官（如眼睛、皮肤）接收信息并将信息传递到中枢神经系统的神经元；传入神经也叫感觉神经。

生物张拉整体：生物模型，显示骨骼如何漂浮在筋膜上而不互相接触，以及筋膜产生的预应力张力如何让身体调控整个系统的张力和压力。

细胞信号传导：细胞接收外部化学或物理信号（如激素），从而激发特定的细胞反应。

重心：地球对一个物体或系统中每一微小部分引力的合力作用点；它是一个假想的点，被认为是人体总重量的集中点；这一概念有时有助于预测运动物体受重力作用的反应；在 MELT 疗法中，重心在盆腔底部中心。

胶原蛋白：一种蛋白质，有 14 种类型，是构成筋膜的主要成分，赋予其力量和灵活性。

传出神经：中枢神经系统向四肢和器官发送神经冲动的神经元。

细胞外基质：由细胞产生并排泄到组织内细胞外空间的物质，包含纤维成分、参与细胞黏附的蛋白质、糖胺聚糖和其他分子；它就像一个支架，把组织固定在一起，它的形状和组成决定组织的特征。

筋膜：结缔组织系统的软组织成分。它渗透并包围肌肉、骨骼、器官、神经、血管和其他结构。筋膜是贯穿全身的不间断的三维网络，负责保持结构的完整性，提供支撑和保护，并充当减震器，包含鞘、关节囊、器官囊、肌间隔、韧带、支持带、腱膜、肌腱、肌筋膜、神经筋膜和其他胶原纤维组织。

内稳态：细胞、组织及生物维持和调节特定功能所需的稳定性和能力。

透明质酸：一种糖胺聚糖，是滑液、玻璃体液、软骨、血管、皮肤和脐带的细胞外基质的一部分，像润滑剂一样，能保持细胞外基质的黏度，使特定组织得到必要的润滑。

流体静压：与液体平衡和静息时液体呈现的压力有关，施加的压力在液体中均匀地向各个方向传递。

活动度过高或松弛：比正常活动范围更大的关节活动，可能是正常的，也可能是关节不稳定的迹象。

炎症：身体组织对有害刺激（如病原体、受损的细胞和刺激物）的复杂生物反应的一部分，也是涉及免疫细胞、血管和分子介质的保护性反应。

间质流体：包含大多数组织细胞的细胞外液，但不局限于血液和淋巴管，也不是透细胞液；它是通过血液毛细血管过滤形成的，并以淋巴的形式排出；它是细胞外液的体积减去淋巴体积、等离子体体积和细胞透过液体积。

非随意性：在无意识选择或决策的情况下发生；无意识行为与有意行为相对，有意识行为是由选择产生的，无意识行为（如心跳、呼吸、打嗝、消化、咳嗽、打喷嚏）可能会也可能不会受意识支配而发生。

韧带：连接骨骼或支持内脏的成束的筋膜。

淋巴系统：负责生产、运输和过滤全身淋巴，除了重要的循环功能，淋巴系统也有重要的免疫功能，淋巴是淋巴管间质的一部分，淋巴管调节免疫力，促进筋膜间隙液体流向前淋巴管。

机械感受器：对机械压力或形变产生反应的感受器。

运动神经：将中枢神经系统发出的指令信息传递到执行命令的肌肉或腺体（效应器）的神经。

神经系统：是向身体不同部位传递信号的神经和神经细胞（神经元）的集合；自主神经系统是神经系统的一部分，负责控制无意识引导的身体功能，如呼吸、心跳和消化过程，肠神经系统属于自主神经系统，直接控制胃肠道系统。肠神经系统具有反射协调等自主功能。据估计，肠道中有4~6亿神经元独立于大脑工作。该系统产生人体中95%的血清素和50%的多巴胺。副交感神经系统有时被称为休息和消化系统，因为它会减慢心率、增加肠道和腺体活动来保存能量，并放松胃肠道中的括约肌。交感神经系统是神经系统的一部分，在需要时它可以增加心率、收缩血管、升高血压，其主要过程是刺激身体的战斗或逃跑反应。它在基本水平上保持活跃以维持体内平衡。

神经筋膜：与自主神经系统和筋膜系统之间的内在连接有关。

神经病：外周神经系统的功能失调或病理改变。

神经可塑性：脑随经历改变的能力。

神经递质：神经纤维末梢释放的一种化学物质，使神经冲动传到另一神经纤维、肌肉纤维或其他结构上。

伤害性感觉：感觉神经系统对某些有害或潜在有害刺激的反应；伤害性感受器是一种感觉神经细胞，它通过向脊髓和脑发送信号来响应损伤或潜在损伤的刺激。

前淋巴管：淋巴管系统之间的管道，由薄壁血管网组成，可以将体液和特殊物质从间隙排入淋巴系统；与血管不同的是，淋巴管并不能形成循环系统，单向淋巴从筋膜中回收体液并将其返回到心血管系统。

本体感觉：对我们在空间中的位置感起作用的感觉信息，它经常被描述为第六感。

本体感受器（机械感受器）：所有本体感觉的来源，它们能探测到身体的位移（运动或位置）和张力或力的变化，存在于关节、肌肉和肌腱的神经末梢。

肌腱：一种筋膜纤维束，肌肉通过它附着在骨上。

张拉整体：由张力性和压缩性部件组合而成的坚固的整体结构；张拉整体或漂浮压缩结构的结构原理是，在连续张拉的网络中，使用独立元件进行压缩，这样被压缩的构件之间就不会相互接触，且预应力张拉构件能够对系统空间做出反应。

推荐阅读

研究论文与摘要

Alessandra C, Gonzalez A, Driscoll M, Schleip R, Wearing S, Jacobson E, Findley T, Klingler W. Frontiers in fascia research. *J Bodyw Mov Ther.* 2018; 22(4): 873–80.

Bordoni B, Zanier E. Skin, fascias, and scars: symptoms and systemic connections. *J Multidiscip Healthc.* 2014; 7: 11–24.

Cancelliero-Gaiad KM, Ike D, Pantoni CBF, Borghi-Silva A, Costa D. Respiratory pattern of diaphragmatic breathing and Pilates breathing in COPD subjects. *Braz J Phys Ther.* 2014; 18(4): 291–99. doi: 10.1590/ bjpt-rbf.2014.0042.

Centers for Disease Control and Prevention. Nonfatal sports- and recreation-related injuries treated in emergency departments, United States, July 2000–June 2001. *MMWR Morb Mortal Wkly Rep.* 2002; 51: 736–40.

Chaudhry H, Schleip R, Ji Z, Bukiet B, Maney M, Findley T. Three-dimensional mathematical model for deformation of human fasciae in manual therapy. *J Am Osteopath Assoc.* 2008; 108(8):379–90.

Cowman MK, Schmidt TA, Raghavan P, Stecco A. Viscoelastic properties of hyaluronan in physiological conditions. *F1000Res.* 2015 Aug 25; 4: 622.

Critchley HD, Harrison NA. Visceral influences on brain and behavior. *Neuron.* 2013; 77(4): 624–38.

Fede C, Stecco C, Angelini A, Fan C, Belluzzi E, Pozzuoli A, Ruggieri P, De Caro R. Variations in contents of hyaluronan in the peritumoral micro-environment of human chondrosarcoma. *J Orthop Res.* 2019. doi: 10.1002/jor.24176.

Findley TW, Shalwala M. Fascia Research Congress: evidence from the 100 year perspective of Andrew Taylor Still. *J Bodyw Mov Ther.* 2013; 17(3): 356–64.

Friedl, P, Mayor R, Tuning Collective Cell Migration by Cell-Cell Junction Regulation, Cold Spring Harb Perspect Biol. 2017 Apr 3; 9(4). pii: a029199. doi: 10.1101/ cshperspect. a029199. Review.

Gellhorn E. *Principles of Autonomic–Somatic Integration: Physiological Basis and Psychological and Clinical Implications.* Minneapolis: University of Minnesota Press, 1967.

Gordon CM, Andrasik F, Schleip R, Birbaumer N, Rea M. Myofascial triggerpoint release (MTR) for treating chronic shoulder pain: a new approach. *J Bodyw Mov Ther.* 2016; 00: 1–9.

Gordon CM, Birbaumer N, Andrasik F. Interdisciplinary fascia therapy (IFT method) reduces chronic low back pain: a pilot study for a new myofascial approach. Paper presented at the Ninth Interdisciplinary World Congress on Low Back and Pelvic Girdle Pain, Singapore, October 31– November 3, 2016.

Gordon CM, Graf C, Schweisthal M, Lindner SM, Birbaumer N, Montoya P, Andrasik F. Effects of self-help myofascial release tools: shearing versus rolling. CONNECT Congress: Connective Tissues in Sports Medicine, Congress Book 2017.

Gordon CM, Lindner SM, Birbaumer N, Montoya P, Andrasik F. Interdisciplinary fascia therapy (IFT) in chronic low back pain: an effectivity-outcome study with outpatients.

Paper presented at Fascia Research IV, Washington, DC, November 2015, 253, and Ninth Interdisciplinary World Congress on Low Back and Pelvic Girdle Pain, Singapore, October 31–November 3, 2016.

Grimm D. Cell biology meets Rolfing. *Science*. 2007; 318: 1234–35. doi: 10.1126/science. 318.5854.1234.

Grinnell F. Fibroblast mechanics in threedimensional collagen matrices. *J Bodyw Mov Ther*. 2008; 12(3): 191–93. doi: 10.1016 /j.jbmt.2008.03.005.

Haskell WL. Physical activity, sport, and health: toward the next century. *Res Q Exerc Sport* 1996; 67(suppl): 37–47.

Henley CE, Ivins D, Mills M, Wen FK, Benjamin BA. Osteopathic manipulative treatment and its relationship to autonomic nervous system activity as demonstrated by heart rate variability: a repeated measures study. *Osteopath Med Prim Care*. 2008; 2: 7. doi: 10.1186/1750-4732-2-7.

Ingber D. Tensegrity and mechanotransduction. First International Fascia Research Congress, Boston, 2007. DVD recording available from http://fasciacongress.org/2007/.

Ingber DE. From cellular mechanotransduction to biologically inspired engineering: 2009 Pritzker Award Lecture, BMES Annual Meeting October 10, 2009. *Ann Biomed Eng*. 2010; 38(3): 1148–61. doi: 10.1007 /s10439-010-9946-0.

Johansson H, Sjöander P, Sojka P. Receptors in the knee joint ligaments and their role in the biomechanics of the joint. *Crit Rev Biomed Eng*. 1991; 18(5): 341–68.

Kruger L. Cutaneous sensory system. In: Adelman G. (ed.). *Encyclopedia of Neuroscience*, Vol. 1, 293–295. Boston: Birkhauser.

Langevin HM. Fibroblast cytoskeletal remodeling contributes to viscoelastic response of areolar connective tissue under uniaxial tension. Second International Fascia Research Congress, 2009. DVD recording available from: http://fascia congress.org/2009/.

Lee DG. Treatment of pelvic instability. In: Vleeming A, Mooney V, Dorman T, Snijders C, Stoeckart R (eds.). *Movement, Stability and Low Back Pain*, 593–615. Edinburgh: Churchill Livingstone.

Lee DG, Vleeming A. Impaired load transfer through the pelvic girdle: a new model of altered neutral zone function. In: Proceedings from the Third Interdisciplinary World Congress on Low Back and Pelvic Pain, Vienna, Austria, 1998, 76–82.

Legrain V, Guérit JM, Bruyer R, Plaghki L. Attentional modulation of the nociceptive processing into the human brain: selective spatial attention, probability of stimulus occurrence, and target detection effects on laser evoked potentials. *Pain*. 2002; 99: 21–39.

Legrain V, Iannetti GD, Plaghki L, Mouraux A. The pain matrix reloaded: a salience detection system for the body. *Prog Neurobiol*. 2011; 93(1): 111–24.

Lewis JS, Kersten P, McCabe CS, McPherson KM, Blake DR. Body perception disturbance: a contribution to pain in complex regional pain syndrome (CRPS). *Pain*. 2007; 133: 111–19.

Marshall SW, Guskiewicz KM. Sports and recreational injury: the hidden cost of a healthy lifestyle. *Inj Prev*. 2003; 9: 100–102.

Melzack R. Pain and the neuromatrix in the brain. *J Dent Educ*. 2001; 65: 1378–82.

Moseley GL. Why do people with complex regional pain syndrome take longer to recognize their affected hand? *Neurology*. 2004; 62: 2182–86.

Moseley GL, Hodges PW. Loss of normal variability in postural adjustments is associated with non-resolution of postural control after experimental back pain. *Clin J Pain*. 2004; 21:323–329.

Reed RK, Liden A, Rubin K. Edema and fluid dynamics in connective tissue remodeling. *J Mol Cell Cardiol*. 2010; 48(3): 518–23. doi: 10.1016/j.yjmcc.2009.06.023.

Rutkowski JM, Swartz MA. A driving force for change: interstitial flow as a morpho regulator. *Trends Cell Biol*. 2007; 17(1): 44–50. doi: 10.1016/j.tcb.2006.11.007.

Sanjana F, Chaudhry H, Findley T. Effect of MELT method on thoracolumbar connective tissue: the full study. *J Bodyw Move Ther*. 2016; 21(1): 179–85. http://dx.doi.org/10 .1016/j.jbmt.2016.05.010.

Schleip R. Fascial plasticity: a new neurobiological explanation, part 1 and 2. *J Bodyw Move Ther*. 2003; 7(1): 11–19.

Seminowiz DA, Mikulis DJ, Davis KD. Cognitive modulation of pain-related brain responses depends on behavioral strategy. *Pain*. 2004; 112: 48–58.

Snijders CJ, Vleeming A, Stoeckart R. Transfer of lumbosacral load to iliac bones and legs: Part 1: Biomechanics of self-bracing of the sacroiliac joints and its significance for treatment and exercise. *Clin Biomech.* 1993; 8(6): 285–94.

Stecco A, Gesi M, Stecco C, Stern R. Fascial components of the myofascial pain syndrome. *Curr Pain Headache Rep.* 2013 Aug; 17(8): 352.

Stecco A, Stern R, Fantoni I, De Caro R, Stecco C. Fascial disorders: Implications for treatment. *PM R.* 2016 Feb; 8(2): 161–68. doi: 10.1016/j.pmrj.2015.06.006.

Stecco C, Fede C, Macchi V, Porzionato A, Petrelli L, Biz C, Stern R, De Caro R. The fasciacytes: A new cell devoted to fascial gliding regulation. *Clin Anat.* 2018 Jul; 31(5): 667–76.

Theise N, et al. Structure and distribution of an unrecognized interstitium in human tissues, *Sci Rep.* 2018; 8(1): 4947. doi: 10.1038/ s41598-018-23062-6.

US Department of Health and Human Services. *Physical Activity and Health: A Report of the Surgeon General.* Atlanta: US Department of Health and Human Services, Centers for Disease Control and Prevention, National Center for Chronic Disease Prevention and Health Promotion, 1996, 3–8, 142–44.

Vagedes J, Gordon CM, Mueller V, Andrasik F, Gevirtz R, Schleip R, Birbaumer N. Anxiety correlates with the reactive but not with the sensory dimension of the brief pain inventory within patients with chronic lower back pain: a prospective cross-sectional study. Paper presented at the Ninth Interdisciplinary World Congress on Low Back and Pelvic Girdle Pain, Singapore, October 31–November 3, 2016.

Vagedes J, Gordon CM, Mueller V, Andrasik F, Gevirtz R, Schleip R, Birbaumer N. Comparison of myofascial-trigger-point-release and core stabilization exercises on range of motion within patients with chronic low back pain: a randomized, controlled trial. Paper presented at the Ninth Interdisciplinary World Congress on Low Back and Pelvic Girdle Pain, Singapore, October 31– November 3, 2016.

Vagedes J, Gordon CM, Müller V, Beutinger D, Radtke M, Andrasik F, Gevirtz R, Schleip R, Hautzinger M, Birbaumer N (eds.). Myofascial- trigger-point-release and paced breathing training for chronic low back pain: a randomized controlled trial. In: *Fascia Research II: Basic Science and Implications for Conventional and Complementary Health Care.* Munich: Elsevier, 2009, 249.

Van der Wal J. The architecture of the connective tissue in the musculoskeletal system: an often overlooked functional parameter as to proprioception in the locomotor apparatus. *Int J Ther Massage Bodywork.* 2009; 2(4): 9–23.

Vetrugno R, Liguori R, Cortelli P, Montagna P. Sympathetic skin response: basic mechanisms and clinical applications. *Clin Auton Res.* 2003; 13(4): 256–70.

Vleeming A, Pool-Goudzwaard AL, Hammudoghlu D, Stoeckart R, Snijders CJ, Mens JM. The function of the long dorsal sacroiliac ligament: its implication for understanding low back pain. *Spine.* 1996; 21(5): 556–62.

Vleeming A, Pool-Goudzwaard AL, Stoeckart R, van Wingerden JP, Snijders CJ. The posterior layer of the thoracolumbar fascia: its function in load transfer from spine to legs. *Spine.* 1995; 20: 753–58.

Vleeming A, Volkers ACW, Snijders CJ, Stoeckart R. Relation between form and function in the sacroiliac joint. 2: Biomechanical aspects. *Spine.* 1990; 15(2): 133–36.

Ward RC. Integrated neuromusculoskeletal release and myofascial release. In: Ward RC (ed.). *Foundations for Osteopathic Medicine,* 2nd ed., 931–65. Philadelphia: Lippincott Williams & Wilkins, 2002.

Watkins LR, Maier SF, Goehler LE. Immune activation: the role of pro-inflammatory cytokines in inflammation, illness responses and pathological pain states. *Pain.* 1995; 63: 289–302.

Yahia L, Rhalmi S, Newman N, Isler M. Sensory innervation of human thoracolumbar fascia: an immunohistochemical study. *Acta Orthop Scand.* 1992; 63(2): 195–97.

Zullow M, Reisman S. Measurement of autonomic function during craniosacral manipulation using heart rate variability. In: Proceedings of the 1997 IEEE 23rd Northeast Bioengineering Conference, Durham, NH, May 21–22, 1997. New York: IEEE, 1997, 83–84.

图书与文章

Avison, J. *Yoga: Fascia, Anatomy and Movement.* Edinburgh, UK: Handspring Publishing, 2015.

Butler, David, and Moseley, Lorimer. *Explain Pain.* 2nd ed. Adelaide, Australia: Noigroup, 2013.

Chaitow, L. *Soft Tissue Manipulation: A Practitioner's Guide to the Diagnosis and Treatment of Soft Tissue Dysfunction and Reflex Activity.* Rochester, VT: Healing Arts Press, 1988.

Cottingham, J. T. *Healing Through Touch: A History and a Review of the Physiological*

Evidence. Boulder, CO: Rolf Institute Publications, 1985.

Dalton, E. *Advanced Myoskeletal Alignment Techniques for Shoulder, Arm, and Hand Pain*, Vol. 3. Tulsa, OK: Freedom from Pain Institute, 2006.

———. *Myoskeletal Alignment for Hip, Low Back, and Leg Pain.* Tulsa, OK: Freedom from Pain Institute, 2006.

Franklin, Eric N. *Dynamic Alignment Through Imagery.* 2nd ed. Champaign, IL: Human Kinetics, 2012.

Frederick, A. and C. Frederick. *Fascial Stretch Therapy.* Edinburgh, UK: Handspring Publishing, 2014.

Greenman, Philip E. *Principles of Manual Medicine.* 2nd ed. Baltimore: Lippincott Williams & Wilkins, 1996.

Guimberteau, Jean-Claude, and C. Armstrong. *Architecture of Human Living Fascia: Cells and Extracellular Matrix as Revealed by Endoscopy.* Pencaitland, Scotland: Handspring, 2015.

Hedley, Gil. "Reconsidering the Fuzz: Notes on Distinguishing Normal and Abnormal Fascial Adhesions." In: Dalton, Erik, and Judith Aston (eds.). *Dynamic Body: Exploring Form, Expanding Function*, 62–73. Free from Pain Institute, 2011.

Hitzmann, Sue. *The MELT Method: A Breakthrough Self-Treatment System to Eliminate Chronic Pain, Erase the Signs of Aging, and Feel Fantastic in Just 10 Minutes a Day!* New York: HarperOne, 2013.

Kapandji, I. A. *Physiology of the Joints.* New York: Churchill Livingstone, 1971.

Kendall, Florence Peterson, Elizabeth Kendall McCreary, Patricia Gelse Provance, Mary McIntyre Rodgers, and William Anthony Romani. *Muscles: Testing and Function with Posture and Pain.* 5th ed. Baltimore: Lippincott Williams & Wilkins, 2005.

Koch, Liz. *Core Awareness: Enhancing Yoga, Pilates, Exercise and Dance.* Berkeley, CA: North Atlantic Books, 2012.

———. *The Psoas Book.* 30th anniversary rev. ed.

Felton, CA: Guinea Pig Publications, 2012.

———. *Stalking Wild Psoas: Embodying Your Core Intelligence.* Berkeley, CA: North Atlantic Books, 2019.

Larkam, Elizabeth. *Fascia In Motion: Fascia-Focused Movement for Pilates.* Edinburgh, UK: Handspring Publishing, 2017.

Miller, Jill. *The Roll Model.* Las Vegas, Nevada: Victory Belt Press, 2014.

Myers, Thomas W. *Anatomy Trains: Myofascial Meridians for Manual and Movement Therapists.* 3rd ed. New York: Churchill Livingstone, 2014.

Netter, F. H. *The Nervous System.* New York: Ciba Pharmaceuticals, 1953.

Pollack, Gerald H. *The Fourth Phase of Water: Beyond Solid, Liquid, and Vapor.* Seattle: Ebner and Sons, 2013.

———. *Muscles and Molecules: Uncovering the Principles of Biological Motion.* Seattle: Ebner and Sons, 1990.

Stecco, Carla. *Functional Atlas of the Human Fascial System.* London: Elsevier, 2015.

网站

Dalton, Erik. "Core Myoskeletal Alignment Techniques for Head-to-Toe Treatment," https://erikdalton.com

Hedley, Gil. Integral Anatomy, https://www.gil-hedley.com

Hitzmann, Sue. MELT Method, https://www.meltmethod.com

Journal of Bodywork and Manual Therapy, https://www.bodyworkmovement therapies.com

Lee, Diane. https://www.DianeLee.ca Myers, Thomas. Anatomy Trains, https://www.anatomytrains.com

National Institutes of Health, https://www.nih.gov

PubMed, https://www.ncbi.nlm.nih.gov/pubmed

Research Gate, https://www.researchgate.net

Schierling, Russell. http://www.doctorschierling.com

Schleip, Robert. https://www.fasciaresearch.com

致谢

　　我很幸运有 Leon Chaitow 作为我的老师、顾问和引导者。他教给我的东西远远超出了我在硕士课程中学到的。他的影响激励我采取更全面的角度看待从疼痛到运动的一切，并让我进入了整骨疗法的领域。他的贡献，包括他的著作和担任 *Journal of Bodywork and Movement Therapies*（《身体与运动疗法期刊》）主编所做的工作，使他成为一位传奇人物和偶像。2018 年 9 月 20 日，Leon 在家人的陪伴下去世了，他的离开让人感触颇深。

　　他的期刊主编职位已移交给 Jerrilyn Cambron，而他的女儿 Sasha Cohen 担任了期刊的常务董事，她将继续保持 Leon 对该期刊的愿景，将它作为跨学科对话、终身专业发展以及为从业者和学生提供教育支持的科学严谨的平台。他为世间留下了遗产，在他的著作和文章中，在他教过的学生心里，在他治疗的患者身上，在他作为丈夫和父亲所忠诚和深爱的家庭里。向他致敬的最好方式就是接过他的火炬继续传递。我希望每次与患者合作时都能通过使用我在本书中分享的技术来实现这一点。我非常感谢 Leon 对我的鼓励和信任。

　　特别感谢 Erik Dalton 在 Leon 去世后承担为本书撰写前言的任务。Erik 不仅通过启发性教学帮助我提高实践技能，还是一位先驱和出色的教育家，并且像 Leon 一样，善良、充满激情和幽默感。

　　我还想对我的患者和学生在过去 30 年的实践和教学中对我的帮助表达最深切的谢意，尤其是在曼哈顿的最初的 MELT 社团。年复一年，我亲眼见证了他们每周专注地练习并发生变化，这是这种自我护理疗法不断发展不可分割的一部分。

　　我的规模虽小但极其敬业的业务团队不知疲倦地努力分享 MELT 的相关

知识，我永远感谢你们的才华和坚韧。特别感谢 Karen Moline 和 Sara Bethell 将本书改编得易于使用，让任何人都可以从中受益。Sara，你的编辑技巧简直是绝地大师（《星球大战》系列电影中的角色）的水准。特别感谢 Jaci Dygos 承担了这么多工作，并坚持与我一起完成"又一个项目"。您和我们业务团队的其他成员（Allison、Michelle、Monique、Magz 和 Lewann）为 Longevity Fitness（长寿健身）带来了令人叫绝的领导者与人才。说实话，我永远感谢你们所有人对我的信任。

能够成为不断发展的筋膜研究领域的一分子，我感到非常荣幸。这个由志同道合的 "somanauts"（Gil Hedley 称那些探索内部空间的人为 "somanauts"）组成的国际社区使细胞世界得以明晰并揭示了筋膜的重要性，因它与神经功能和整体健康生活有关。特别感谢 Fascia Research Society（筋膜研究协会）、Fascia Research Congress（筋膜研究大会）以及 Thomas Findley、Gil Hedley、Leon Chaitow、Erik Dalton、Robert Schleip、Jean Claude Guimberteau、Carla Stecco 等先驱，以及广大的神经科学家、筋膜研究人员和治疗师，他们将如此丰富的科学理论与实践带到了这个领域的最前沿，并给予了我如此多的支持，让我帮助他人过上更积极、快乐和健康的生活。所有要感谢的人几张纸都写不下。我很荣幸能够在这本书和我的上一本书中分享这些见解，并感谢多年来的所有支持。我希望成为这些真正的科学先驱和公众之间的"结缔组织"。

特别感谢 Brian Leighton 拍摄（和重拍）许多照片，帮助人们直观地了解每个 MELT 动作的特殊性，当然，还要感谢你们多年来的友谊和爱。感谢 Phil Widlanski 为我提供了自己的工作室来进行创作和实践，感谢您对我的信任，让我成为您家庭的一员。特别感谢我的朋友和家人对我的信任。

感谢数百名 MELT 讲师，他们分享了 MELT 的相关知识并改变了生活，包括我自己。你们的好奇心和奉献精神是坚定不移的。我从你们每一个人身上学到了很多东西，并为你们在与许多我无法接触到的人分享这种自我护理疗法方面所取得的成就感到非常自豪。

感谢 HarperOne 的编辑 Gideon Weil 给了我创作第二本书的机会并看到了本书的潜力。他给予我和我的观点极高的信任。感谢 Lisa Zuniga 和 HarperOne 团队的辛勤工作，帮助我将这一潜力变为现实。我非常感谢大家的支持和鼓励。

感谢大家成为 MELT 社团的一员。